疲労と身体運動

スポーツでの勝利も健康の改善も疲労を乗り越えて得られる

宮下充正 編著

株式会社 杏林書院

[編著]
宮下　充正　東京大学名誉教授［序／2章3.(2)①］

[著者一覧]（執筆順）
野崎　大地　東京大学大学院教育学研究科［1章1.(1)／1章1.(2)］
東郷　史治　東京大学大学院教育学研究科［1章1.(3)］
川上　泰雄　早稲田大学スポーツ科学学術院［1章2.(1)／1章2.(2)］
樋口　満　早稲田大学スポーツ科学学術院［1章3.(1)／2章4.(1)②］
田畑　泉　立命館大学スポーツ健康科学部［1章3.(2)／2章6.(1)］
定本　朋子　日本女子体育大学［1章3.(3)］
八田　秀雄　東京大学大学院総合文化研究科［1章3.(4)］
福崎　千穂　東京大学大学院新領域創成科学研究科［1章4.(1)／1章4.(2)］
星川　佳広　東海学園大学スポーツ健康科学部［2章1.(1)－(3)］
平野　裕一　法政大学スポーツ健康学部［2章2.(1)①］
立　正伸　奈良教育大学［2章2.(1)②］
水村(久埜)真由美　お茶の水女子大学基幹研究院［2章2.(2)］
沢井　史穂　日本女子体育大学［2章2.(3)］
飯塚　太郎　公益財団法人日本バドミントン協会［2章3.(1)①］
村松　憲　慶應義塾大学体育研究所［2章3.(1)②］
岡川　暁　NPO法人だいこんの花［2章3.(1)③］
布目　寛幸　福岡大学スポーツ科学部［2章3.(2)②］
小田　伸午　関西大学大学院人間健康研究科［2章3.(2)③］
松浦　大輔　関西大学大学院人間健康研究科［2章3.(2)③］
甲田　道子　中部大学応用生物学部食品栄養科学科［2章3.(3)①／2章6.(3)］
恵土　孝吉　金沢大学名誉教授［2章3.(3)②］
船渡　和男　日本体育大学体育学部［2章3.(3)③］
石毛　勇介　国立スポーツ科学センタースポーツ科学部［2章4.(1)①］
藤田　善也　早稲田大学スポーツ科学学術院［2章4.(1)①］
山地　啓司　立正大学法制研究所［2章4.(2)／2章4.(3)］
山本　正嘉　鹿屋体育大学［2章5.(1)／2章5.(2)］
岸　哲史　東京大学大学院教育学研究科［2章6.(2)］
髙嶋　直美　国立スポーツ科学センターメディカルセンター［2章6.(4)①－③］
中澤　公孝　東京大学大学院総合文化研究科［2章7.(1)／2章7.(2)］
中島みづき　東京大学大学院総合文化研究科［2章7.(1)／2章7.(2)］

はじめに

　50年ぐらい前まで，わが国の農村での仕事は，田畑はクワで耕し，主食である米の稲田は，水を張って苗を植える，実った稲は鎌で刈り取る，天然の日の下で乾燥させる，脱穀するなどすべて手作業であった．農作業は，作物の生育状況や気候の移り変わりに応じて遂行しなければならず，作業効率が低下しようとも疲れたからといって休むわけにはいかない．また，同じ姿勢の作業が続き変形性関節症をもたらし，疲労した身体の免疫力は低下し死に至る感染症を患うことが多かった．このため，農民の間では腰の曲がった老人が多く，寿命は短かった．

　しかし，その後の50年間には，耕運機，田植え機，稲刈り機，乾燥機が，次々と改良されてきた．それに応じて農作業量は大幅に軽減され，腰の曲がった老人は減り，寿命は延びた．他の職種に従事する人々も，機械化，省力化によって類似した境遇を経験した．

　このような労作業の軽減は，保健衛生環境の改善とともに感染症や変形性関節症を患う人を減らし，寿命を延長させた．他方，運動不足が心血管系疾患，代謝性疾患など慢性疾患を患う人を増加させたことは，疫学的調査が明らかにしきた．このような事態に，体育学・スポーツ医科学分野の研究者たちはさまざまな方策を講じ，人々へ運動実践をすすめるようになった．それは，やや疲れるような強度と量の身体運動である．

　他方，スポーツは行う人にせよ観る人にせよ，人々の間に根づくようになった．このうち，観るスポーツを目指すアスリートたちは，トレーニングと呼ばれる過酷な身体運動が要求される．そして身体運動は過度となり疲労骨折，関節障害を招き，アスリートとしての活動を断念する人が増えた．また，悲劇的な事例は，熱中症や心不全を招き死に至る事故が発生するようになったことである．

　これらは，身体運動がもたらす疲労が主たる原因であり，体育学・スポーツ医科学分野の研究者によって警鐘が鳴らされ，スポーツ指導のガイドラインが作成されるようになった．加えて，最近の10年間には，パラリンピアンとう

はじめに

いう言葉が使われるようになり，障害を有する人々がスポーツに積極的に参加するようになった．この面については，障害の部位，程度を考慮した視点から，身体運動とそれがもたらす疲労について注意が払わなければならない．

力を発揮する筋肉の代替物の普及がもたらす運動不足とは別に，現代の社会制度や人間関係の複雑さによって，"うつ病" などこころの病を患う人が増えた．加えて，IT や AI といった脳機能の代替物の普及によって生活様式が変容し，こころに変調をもたらす人々が増加するようになった．さらに，寿命の延長とともに高齢者が増え，認知症を患う人が増加し続けている．

脳機能の疲れ，あるいは，こころの疲れは，現在のところ正面切った研究はなされていない．しかし，定量化されていないが疲れの蓄積がもたらす "うつ病" や，加齢にともなう "認知症" の進行を身体運動が抑えることができると，介入実験や疫学的な研究が明らかにしてきた．

本書では，「疲労と身体運動」と題して，現代社会が直面している問題解決への糸口がみつけられるようにと企画した．現代は，身体運動の研究は細分化され，それぞれの分野に特化した研究が進められている．そのため，本書では 30 名に及ぶ専門家に，新旧の研究成果を疲労という視点から記述してもらった．専門の違い，執筆者の違いによって，文体はそれぞれに違いがみられるが，疲労と身体運動との関連は系統的にわかりやすくまとめることができた．

今日でも，長時間労働による，いわゆる過労死が後を絶たない．一方で，スポーツにおける "しごき" による事故も絶えることはない．疲労を考慮した適正な労働基準とトレーニング・プログラムの提言が待たれるところである．

2017 年 12 月 20 日

編者　宮下充正

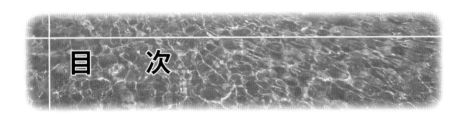

目 次

序：疲労と身体運動再考

1. 疲労研究は労働（仕事）がもたらす"疲れ"から始まった ……………… 2
2. 疲労研究は身体運動にかかわる諸科学の進歩によって発展した ……… 3
3. 身体運動の効果と疲労との微妙な関係 ………………………………… 4

1章　理論的背景

1章1．脳と疲労 …………………………………………………………… 8
(1) 筋力発揮を司令する脳 ……………………………………………… 8
　　1．筋力低下の要因 ………………………………………………… 8
　　2．中枢性疲労の関与 ……………………………………………… 8
　　3．中枢性疲労時の脊髄運動ニューロンおよびM1の活動度の変化 ……… 9
(2) 発揮した筋力を知覚する脳 ………………………………………… 12
　　1．最大下強度での長時間筋収縮時の主観的運動強度 ……………… 12
　　2．疲労時の脳活動 ………………………………………………… 12
　　3．運動指令と筋力の知覚 ………………………………………… 13
　　4．筋力の知覚への求心性感覚情報の貢献 ………………………… 14
(3) 筋力発揮の限界にかかわる脳 ……………………………………… 16
　　1．最大筋力発揮：生理的限界と心理的限界 ……………………… 16
　　2．最大筋力発揮の繰り返し時での疲労と脳 ……………………… 16
　　3．最大下の筋力発揮での疲労と脳 ………………………………… 18

1章2．末梢の神経・筋系機能と疲労 …………………………………… 22
(1) 筋力発揮に参画する筋線維タイプ動員の順序 …………………… 22
　　1．運動単位とそのタイプ ………………………………………… 22
　　2．運動単位の発揮筋力増加のストラテジー ……………………… 24
　　3．運動単位の活動と疲労 ………………………………………… 25

目　次

(2) 筋，腱，関節からのフィードバック機構……………………………… 28
 1．筋紡錘 …………………………………………………………………… 28
 2．ゴルジ腱器官 …………………………………………………………… 29
 3．関節の受容器 …………………………………………………………… 30
 4．フィードバック機構と疲労の関係 …………………………………… 31

1章3．エネルギー供給機構からみた疲労 …………………………… 34
(1) 運動遂行に必要なエネルギー源と酸素 ………………………………… 34
 1．エネルギー源栄養素の貯蔵形態 ……………………………………… 34
 2．エネルギー源栄養素と酸素利用 ……………………………………… 34
 3．持久性トレーニングによるエネルギー源栄養素の利用状況の変化 …… 38
(2) 運動の強度によって変わるエネルギー供給機構 ……………………… 40
 1．無酸素性エネルギー供給量の定量の難しさ ………………………… 40
 2．酸素借 …………………………………………………………………… 41
 3．超最大強度の運動強度における有酸素性および無酸素性エネルギー
  供給機構の貢献度 ……………………………………………………… 42
(3) エネルギー源と酸素を補給する循環機能（効率）の低下 …………… 44
 1．運動時循環反応のアクセルとブレーキ ……………………………… 44
 2．放熱作用がもたらす心拍出量の低下 ………………………………… 46
 3．動脈圧反射が強力なブレーキをかける ……………………………… 47
 4．過剰換気が脳循環機能を低下させる ………………………………… 48
 5．脳血流低下が脳エネルギー不足につながる ………………………… 49
(4) ある物質の蓄積や枯渇で疲労が起こるのか …………………………… 50
 1．疲労は単純ではない …………………………………………………… 50
 2．乳酸から疲労は考えられるのか ……………………………………… 50
 3．無酸素性運動はあり得ない …………………………………………… 51
 4．乳酸は疲労を防ぐシグナル因子 ……………………………………… 53
 5．糖が減れば乳酸が減って疲労 ………………………………………… 54
 6．カリウムとナトリウム ………………………………………………… 55
 7．リン酸その他多くの要因 ……………………………………………… 55
 8．悪者−正義の味方の図式ではない …………………………………… 56

1章4．効果をもたらす運動強度 ……………………………………… 58
　（1）運動強度の判断基準 ………………………………………… 58
　　　1．エアロビックエクササイズの運動強度 ………………… 58
　　　2．無酸素性作業閾値 ………………………………………… 60
　　　3．レジスタンスエクササイズの運動強度 ………………… 60
　（2）過労を引き起こさない適度な運動強度と継続時間 ……… 62
　　　1．適度なエアロビックエクササイズの運動強度と継続時間 ……… 62
　　　2．適度なレジスタンスエクササイズの運動強度と継続時間 ……… 63
　　　3．オーバートレーニングを予防する ……………………… 64

2章　理論と実際

2章1．疲労を感じる程度の身体運動がトレーニング効果をもたらす ……… 68
　（1）全身持久性能力 ……………………………………………… 68
　　　1．強度の分類（%$\dot{V}O_2$max，%HRmax） ……………… 68
　　　2．有酸素性持久力を高めるトレーニング ………………… 69
　　　3．Repeated Sprint Ability を高めるトレーニング ……… 72
　（2）筋　力 ………………………………………………………… 74
　　　1．最大挙上回数 ……………………………………………… 74
　　　2．トレーニング効果とプロトコル ………………………… 75
　　　3．トレーニングの頻度 ……………………………………… 78
　　　4．ピリオダイゼーション …………………………………… 78
　（3）健康づくり …………………………………………………… 80
　　　1．生活活動と運動 …………………………………………… 80
　　　2．メッツ（METs）とは …………………………………… 81
　　　3．身体活動量の単位「メッツ・時」 ……………………… 83
　　　4．1週間あたり23メッツ・時 ……………………………… 84

目　次

2章2．年齢と疲労……………………………………………………………… 86
（1）青少年にみられる運動実践がもたらす疲労：①野球選手にみられる障害… 86
　　1．投球を繰り返すことによる身体内および動作の変化…………………… 86
　　2．青少年の投球動作とその繰り返しによる障害………………………… 87
　　3．青少年の打撃動作とその繰り返しによる障害………………………… 89
　②競泳選手にみられる障害…………………………………………………… 92
　　1．競泳における障害と発生要因…………………………………………… 92
　　2．競泳における障害の予防………………………………………………… 94
（2）中高年の運動不足解消と疲労……………………………………………… 96
　　1．加齢と疲労………………………………………………………………… 96
　　2．運動によるプラスとマイナスの効果…………………………………… 98
　　3．疲労を大きく残さない運動実践のポイント……………………………100
（3）身体活動量からみた疲労と健康寿命………………………………………104
　　1．現代人の身体活動量と健康………………………………………………104
　　2．超高齢社会の到来と健康寿命の概念……………………………………106
　　3．フレイルとサルコペニアの診断と対策…………………………………107

2章3．短時間運動が発生させる疲労……………………………………………110
（1）個人球技の身体活動量：①バドミントン…………………………………110
　　1．試合における身体活動量の評価…………………………………………110
　　2．トーナメントにおける疲労の蓄積………………………………………112
　　3．効果的なトレーニングの立案に向けて…………………………………113
　②テニス…………………………………………………………………………114
　　1．ラリー時間と休憩時間……………………………………………………114
　　2．血中乳酸濃度………………………………………………………………114
　　3．心拍数………………………………………………………………………116
　　4．痙　攣………………………………………………………………………116
　③卓球のエネルギー消費量……………………………………………………118
　　1．卓球競技概観………………………………………………………………118
　　2．競技レベルの相違の影響…………………………………………………119
　　3．練習とエネルギー消費……………………………………………………119

- (2) 集団球技の身体運動量：①ハンドボール ……………………………… 122
  - 1. 競技中の血中乳酸濃度と心拍数 ……………………………… 122
  - 2. 高強度インターバルトレーニングの利点 …………………… 122
  - ②サッカーにみられる疲労 ……………………………………… 124
  - 1. 疲労とゴール ……………………………………………… 124
  - 2. 疲労とランニング ………………………………………… 125
  - 3. 疲労と技術パフォーマンス ……………………………… 127
  - 4. まとめ ……………………………………………………… 129
  - ③ラグビー心技体の総合スタミナ ……………………………… 130
  - 1. 歴史的勝利 ………………………………………………… 130
  - 2. 短所も裏返すと長所になる ……………………………… 131
  - 3. 試合で疲れない体力とは ………………………………… 132
  - 4. ミスをする練習 …………………………………………… 135
  - 5. 戦略は日本人の精神で …………………………………… 136
- (3) 格闘技の身体運動量：①レスリング ……………………………… 138
  - 1. ハイパワー系競技 ………………………………………… 138
  - 2. 体重階級制競技 …………………………………………… 140
  - ②剣道〜限界努力の先にある世界〜 …………………………… 142
  - 1. 剣道の特質 ………………………………………………… 142
  - 2. 稽古中の身体負荷 ………………………………………… 142
  - 3. 限界努力の反復練習 ……………………………………… 144
  - 4. まとめ ……………………………………………………… 145
  - ③柔　道 ………………………………………………………… 146
  - 1. 柔道の技術と体力の特徴 ………………………………… 146
  - 2. 柔道競技に必要とされる身体能力と試合中の身体運動量 ……… 146
  - 3. 柔道のインターミッテントなトレーニング負荷量と疲労を
     科学的に捉える試み ……………………………………… 149
  - 4. 疲労を促す要因 …………………………………………… 150

2章4．長時間運動の成績と疲労 ……………………………………… 152
（1）ペース配分を誤ると成績は落ちる：①クロスカントリースキー ……… 152
1. スプリント種目の生理学的応答とペース配分 ……………………… 152
2. 男子10 km種目，女子5 km種目のペース配分と競技成績 ……… 153
3. 下肢の疲労は上肢を使う走法にも影響する ……………………… 154

②ボート ……………………………………………………………… 156
1. ボートの競技特性とレース中の生理学的応答 …………………… 156
2. ボートレースにおけるペース配分 ………………………………… 158
3. ペース配分と競技成績 ……………………………………………… 159

（2）ペース配分の獲得 ………………………………………………… 162
1. ペースは走る前に決まっている …………………………………… 162
2. 実際のレースにみられるペース配分 ……………………………… 163
3. マラソンの記録の変動係数（CV）からみたペース配分 ………… 164

（3）ラストスパートが可能な理由 …………………………………… 166
1. ラストスパートを生む要素 ………………………………………… 166
2. 頑張る心と頑張れる身体とは ……………………………………… 167
3. 頑張る心が頑張れる身体に近づくと ……………………………… 168

2章5．登山と疲労 ……………………………………………………… 170
（1）登山と疲労～2つの視点～ ……………………………………… 170
1. 登山と疲労と健康 …………………………………………………… 170
2. 登山と疲労と事故 …………………………………………………… 172

（2）安全・快適・健康的な登山をするために ……………………… 176
1. 山での行動適応 ……………………………………………………… 176
2. 日常での体力トレーニング ………………………………………… 178
3. 登山自体による体力トレーニング ………………………………… 178
4. よりよく生きるための知恵を授けてくれる登山 ………………… 180

2章 6．疲労と回復 ······ 182
（1）短時間の休養による回復 ······ 182
1. 間欠的運動中のエネルギー代謝 ······ 182
2. 高強度・短時間・間欠的運動トレーニングの効果 ······ 183

（2）睡眠による回復 ······ 186
1. 睡眠-覚醒リズムと睡眠周期 ······ 186
2. 身体運動と睡眠 ······ 187
3. 睡眠中に回復がはかどる理由 ······ 188
4. 不眠への対処法：睡眠薬の使用の是非 ······ 188
5. 時差ぼけの解消法 ······ 189

（3）栄養摂取による回復 ······ 192
1. 高糖質食 ······ 192
2. ビタミン B_1 ······ 194
3. 貧血予防 ······ 194
4. 水分補給とナトリウム補給 ······ 195

（4）筋への刺激による回復：①ストレッチング ······ 196
1. ストレッチングが疲労回復の手段として考えられる理由 ······ 196
2. ストレッチングを行うのに理解しておきたい2つの反射 ······ 196
3. 基本的なストレッチングの方法 ······ 197
4. ストレッチングの使い分け ······ 199

②マッサージ ······ 200
1. マッサージが疲労回復の手段として有効と考えられる理由 ······ 200
2. マッサージを行うときに注意すべき点 ······ 200
3. 基本的なマッサージの方法 ······ 201

③電気刺激 ······ 204
1. TENS ······ 204
2. 干渉波 ······ 204
3. ハイボルト ······ 206
4. マイクロカレント療法 ······ 206
5. EMS ······ 207
6. 高周波 ······ 208
7. 超音波 ······ 208

目　次

2章7. 障害者の運動参加と疲労 ………………………………………………… 210
　(1)障害者の運動参加の可能性 ………………………………………………… 210
　　1. パラリンピック種目にみる障害者の運動参加の可能性 ……………… 210
　　2. 障害者にとっての運動の意義 ………………………………………… 211
　　3. Adapted Physical Activity, Adapted Sports ………………………… 213
　(2)障害別にみた運動参加の実際 ……………………………………………… 214
　　1. パーキンソン病 ………………………………………………………… 214
　　2. 脳血管障害 ……………………………………………………………… 215
　　3. ポリオ …………………………………………………………………… 216
　　4. 脊髄損傷 ………………………………………………………………… 218
　　5. 脳性麻痺 ………………………………………………………………… 218

索　引 …………………………………………………………………………… 222

序：疲労と身体運動再考

"目がしょぼしょぼする","腕に力が入らなくなった","からだがだるくなった"など"疲れ"は，いろいろな部分でさまざまに表現される．"疲れ"とは何か．スポーツや健康に関連する身体運動について，改めて考えてみよう．

Gladden（2016）は，次のように述べている．「疲労（Fatigue）という言葉は，研究者にとってもふつうの人にとっても，大きな関心を抱く現象である．スポーツ競技でよくみられる疲労現象は，激しい競技が終わった直後に倒れる，あるいは，膝の上に両手を載せて激しく呼吸する選手の姿である．別に，いろいろなことが重なって疲れ果て青ざめた顔をする人，あるいは，1日中重労働で疲れ切った人を，思い浮かべるだろう．しかし，"疲れとは何か"，あるいはまた，"疲労を引き起こすメカニズムはどうなっているのか"を的確に答えるのは難しい．」

1980年にEdwards教授は，「疲労とは，必要とされる，あるいは，期待される力の発揮が持続できなくなる現象」と定義している．それを受けてJoyner（2016）は，人間にみられる疲労をもたらす神経・筋系などの情報伝達経路を，図1に示した．しかし，その後の1992年にEnokaとStuartは，もっと広い視点から疲労を捉えようと，次のように定義している．「疲労とは，発揮したいと望んでいる力を持続しようとする努力の水準が上昇する，しかし，望んでいる力を生みだせなくなる，という2つの側面を含んでいる．」

以上の疲労の定義からすれば，"こころ"といった主観的な面は無視できず，疲労を感じる程度は個人によって大きく異なってくることがわかる．

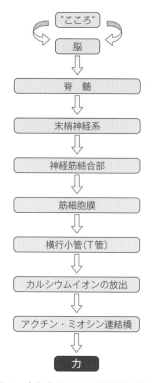

図1　疲労をもたらす情報伝達経路
Edwards（1980）の記述からJoyner（2016）作図改変

1. 疲労研究は労働（仕事）がもたらす"疲れ"から始まった

　疲労研究の歴史の中で記憶しておくべきは，産業革命によって大きな影響がもたらされたことである．当時産業を支えていたのは，厳しい環境下で子どもを含めた社会の大部分の人たちによる長時間のいわゆる肉体労働であった．そして，産業革命がもたらした社会の変容に適応するために幅広い衛生学の振興が図られた．

　"近代疲労学の父"と呼ばれたMossoは，次のような発言を残している．「幼児死亡率は裕福な人たちに比べ貧しい人たちの間で高い．豊かな人たちに比べ貧乏に育てられた子どもは丈夫ではない．この理由としては，食事が十分でな

いこと，妊娠中の母親の過労の影響を受けたことが考えられる.」これらの事実は昔のことのように思われるが，アフリカやアジアの一部の地域では，現在も存在していることは無視できないだろう．

もう1つ考えておくべきことは，"Work Physiology"という言葉である．たとえば，1927年創立のハーバード大学疲労研究所（Harvard Fatigue Laboratory）は，医学部でなくビジネス学部（Harvard Business School）に所属していた．また別に，世界中の運動生理学を学ぶ学生が使っていた教科書の題名が，"Textbook of Work Physiology"であった．日本では"オストランド運動生理学"と題して出版された．以上のように，運動生理学は，仕事（労働）によってもたらされる疲労の研究が出発点であった．

産業革命後であっても，労働は身体的には厳しく，1日の歩数は20,000歩を越え，働く時間は1週間に40時間という現在の基準よりもはるかに長かった．しかし，働く人の負担軽減のために，疲労（運動生理学）研究者たちは，1日8時間労働，十分な栄養摂取，仕事現場の清潔な環境といった改善にむけての研究を続けてきた．運動生理学の出発点となった疲労研究は，人間の働くという行動にともなって現れる疲労現象との関連から始まったのである．

2. 疲労研究は身体運動にかかわる諸科学の進歩によって発展した

その後の疲労研究は，身体運動にかかわる諸科学の進歩によって発展してきた．Joyner（2016）は，神経生理学から次の4つをあげている．
① 末梢神経系も重要な働きをする（size principle）
② 力を発揮する骨格筋は，適応性が高い（トレーニング効果）
③ 疲労すると末梢神経系の強縮の刺激頻度の閾値が低下する（muscle wisdom）
④ 中枢神経系によって，発揮される力が増大する（心理的限界と生理的限界）
運動生理学・生化学が明らかにした主なものは，次の3つである．
① 血中乳酸濃度が急上昇する乳酸性作業閾値（LT）に相当する走スピードが，長距離走の競技成績を左右する
② 筋中のグリコーゲンの濃度が運動成績を決める（グリコーゲンの枯渇）
③ 炭水化物の摂取は，持久性を高める（グリコーゲンローディング）

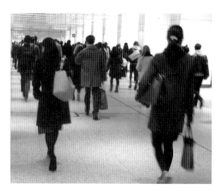

写真1　新宿の高層ビル街へ向かう会社員：通勤時間が往復3時間近くても，労働時間には入らない

3．身体運動の効果と疲労との微妙な関係

　以上紹介したように，"疲れ"を生むと思われる仕組みが，諸科学の進歩によって明らかにされた．そして，"疲れ"の結果としての発揮される力，運動成果の低下は，数量化され明確にすることができるようになった．ところが，"疲れ"が反映される"こころ"の状態を数量化することはできていない．わずか，Borgの考案した"Rating Perceived Exertion（努力感の評価）"が，疲労と脳の働きに関連した数量化の研究としてあげられるだけである．だから，Joyner（2016）は「疲労を感じることはやさしいが，研究することは難しい」という言葉を使ってまとめている．

　わが国では，2016年に長時間労働を強いられたバスドライバーが事故を起こした，あるいは，会社員が自殺したという報道が話題となった．経営者が書類送検されたが，労働時間が基準以上であったことは事実であったから当然だろう．しかし，過労したすべてのドライバーが事故を起こすわけでなく，すべての会社員が自殺するわけではない．このように，"疲れ"と"疲れ"がもたらす精神障害（こころ）との因果関係を判断するのは難しい．

　ここで，誤解のないように説明を加えたい．「労働基準法」では，労働時間の上限を1週40時間，1日8時間と決められている．しかし，わが国では例外規定が設けられていて，それらを含めると労働時間は無制限「青天井」となり，

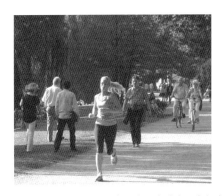

写真2　健康の保持・増進のために走る人，歩く人，自転車に乗る人：
やや疲れを感じる適度な運動強度が目的の達成に不可欠である

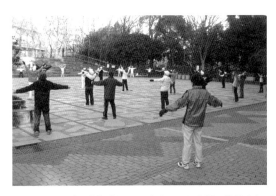

写真3　高齢者は歩いてラジオ体操会場まで行き，10分間の体操をして歩いて帰る：
この程度の日ごろの運動実践が疲労をため込まない適度な運動といえるだろう

KAROSHIが国際的に通用するようになっているという（新藤，2017）（写真1）．

とにかく，疲労は独立した2つの原因（"疲れ"たという感覚と，"疲れ"による運動成果の低下）によってもたらされる本人からの申告"これ以上は続けられない"によって決まる．言い換えれば，疲労の程度は2つの原因が変動する割合に基づいた個人の申告に依存する．しかも，それぞれの個人の年齢，性，経歴，能力水準などによって申告の内容は変わる．だから，現段階では疲労の程度を数量化することはできない．しかし，次のことは明らかである．

アスリートが運動していて，"疲れ"たから止めてしまえば，運動能力はしだいに低下する．対照的に運動していて"疲れ"ても，わずかでも続けようと努力をすれば，運動能力はしだいに向上していく．しかし，一線を越えて運動を続けすぎると，障害を引き起こし競技に参加できなくなる．

　同じように，ふつうの人が健康の保持・増進のために運動しても，"疲れ"たからすぐに止めてしまえば，健康・体力の改善は望めない．"疲れ"ても，もう少し続ける努力をすれば，運動習慣が身につき健康・体力の改善が期待される．しかし，運動をやりすぎれば，どこかに障害が生じ運動をしなくなるだろう（写真2，3）．

　このように，「使いすぎ障害（cumulative trauma disorder）」と呼ばれる運動量が累積して発生する外傷的異常は，特に若い人，中高年齢者に発生しやすいので注意が必要である（American College of Sports Medicine，2011）．

　とにかく，ある効果を求めて運動して感じる適度な"疲れ"は効果を結ぶが，過度な"疲れ"は体調を悪くしてしまう．だから運動の効果と"疲れ"とは諸刃の剣，微妙な関係にあるといえる．

文　献

American College of Sports Medicine 編，日本体力医学会体力科学編集委員会監訳（2011）運動処方の指針－運動負荷試験と運動プログラム－．南江堂．
Enoka RM, et al.（2016）Translating fatigue to human performance. Med Sci Sports Exerc, 48: 2228-2238.
Gladden LB（2016）The basic science of exercise fatigue. Med Sci Sports Exerc, 48: 2222-2223.
Joyner MJ（2016）Fatigue: where did we come from and how did we get here? Med Sci Sports Exerc, 48: 2224-2227.
新藤宗幸（2017）過労死を防げぬ労働行政．UP，46（2）：28-32．

[宮下充正]

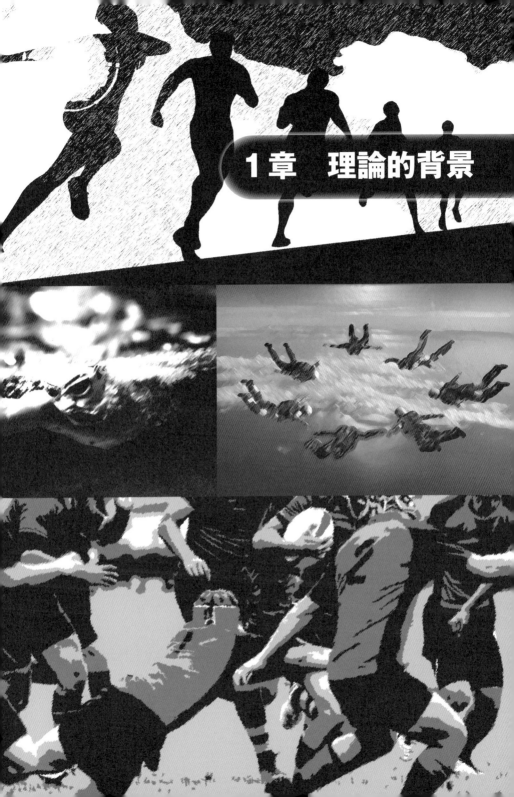

1章1．脳と疲労

（1）筋力発揮を司令する脳

　Enokaは「疲労（Fatigue）」について，筋力のようにパフォーマンスの低下として客観的に定量化できるFatigability（疲労性）と，主観的に感じる疲労であるPerception of fatigue（疲労感）の2つの側面に分類できるとした（Enoka, 2015）．本節では，前者の「疲労性」を，次節では後者の「疲労感」を取り扱う．

1．筋力低下の要因

　筋線維自体の収縮力が長時間の随意的な筋力発揮によって低下することはよく知られている．たとえば，運動神経線維に単発もしくは連続的に電気刺激を加えて誘発した単収縮（twitch）もしくは強縮（tetanus）の力の大きさは，疲労をともなう長時間の持続的な筋収縮後に低下する．しかし，疲労にともなう随意的筋力の低下は筋線維の収縮力の低下だけに起因するものではない．

　随意的に筋を収縮させるプロセスは，第一次運動野（M1）などの運動関連脳領域からの下行性運動指令による脊髄運動ニューロンの動員，脊髄運動ニューロン活動の運動神経線維を介した筋線維への伝達，筋線維の収縮，という流れで捉えられる．したがって，疲労にともなう筋力低下は図1に示すとおり，脳から脊髄運動ニューロン，筋への下行性運動指令，筋受容器からのフィードバック情報など，さまざまな要因が関与する（Gandevia, 2001）が，運動神経線維以降の末梢レベルでの疲労（末梢性疲労）と，運動神経ニューロンを動員・駆動するレベルでの疲労（中枢性疲労）とに分けて考えると見通しがよい．

2．中枢性疲労の関与

　この2つの要因を切り分けるのに用いられる手法の1つが，筋収縮中に最大強度の電気刺激を運動神経線維やモーターポイントに加えることで単収縮を誘発し，生じる力を計測するというtwitch interpolation法である．最大随意筋収縮（maximal voluntary contraction：MVC）時に，すべての筋線維を限界まで動員できているとすれば，電気刺激によって発生させることのできる余剰力は

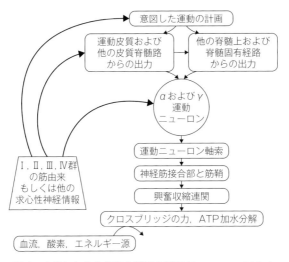

図1 疲労にともなう筋力低下の要因(Gandevia, 2001)

ほとんどないと考えられる．一方，筋線維を随意的にすべて駆動することができていない場合であれば，その駆動されていない分の筋力を電気刺激によって追加的に発生させることができる．つまり，筋力発揮中に誘発した単収縮力の大きさによって，筋線維の随意的駆動度を定量的に評価できるのである．

Gandevia ら（1996）は，この方法を用いて，3 分間の持続的な MVC を行ったときの筋線維動員度を調べた．図 2C のように MVC は徐々に低下するが（●），持続的な MVC の前後で誘発した単収縮の大きさが減少している（実線）ことは，末梢性疲労の関与を示している．ところが，MVC の低下とは逆に，twitch interpolation によって発生する力の大きさは徐々に増加する（図 2A・B）．この結果は，持続的 MVC 時の筋力低下には，筋線維を最大限駆動できなくなるという中枢性疲労の関与を示唆している．

3．中枢性疲労時の脊髄運動ニューロンおよびM1の活動度の変化

MVC 時に筋線維を最大限駆動できなくなっているとき，脊髄運動ニューロンや第一次運動野の活動度はどのように変化しているのだろうか．まず，MVC 中の筋疲労にともなって，脊髄運動ニューロンの活動頻度が低下することが知られている．この活動低下の要因としては，脊髄運動ニューロンへの促通性入

1章 理論的背景

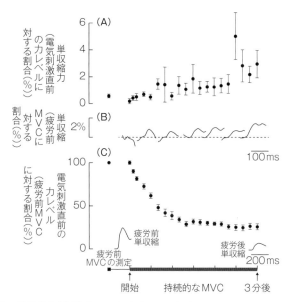

図2 持続的なMVC中のtwitch interpolation (Gandeviaら，1996)

力（皮質脊髄路を介した第一次運動野からの神経入力やIa求心性神経入力）の減少，Ⅲ，Ⅳ群の求心性線維による抑制作用の増強などの変化があげられる．

また，長時間の筋収縮を行うと，Ia求心性神経線維への電気刺激によって誘発されるH反射の低下，頸延髄部電気刺激によって皮質脊髄路を刺激して誘発される運動誘発電位（CMEP）の低下が生じることが報告されており，神経入力に対する脊髄運動ニューロンの応答性の低下が示唆される．さらに，脊髄運動ニューロンが持続的に長時間活動すると，その発火頻度が徐々に低下するという適応現象が生じることも知られている．脊髄運動ニューロンに生じるこれらの変化が，疲労時の活動頻度低下を促している可能性がある．

疲労時の活動低下は，第一次運動野の神経細胞でも生じている．Gandeviaら（1996）は，前述のtwitch interpolation法を，経頭蓋磁気刺激（transcranial magnetic stimulation：TMS）を用いた方法に拡張した．TMSとは，頭皮上に配置した円形もしくは8の字型のコイルに大きな電流を短時間流すことによって磁界を発生させ，その誘導電流を用いて大脳皮質の神経細胞を賦活させる方法である．

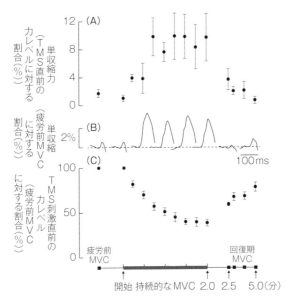

図3 持続的なMVC中にTMSによって誘発された単収縮(Gandeviaら, 1996)

疲労する前のMVC時にTMSを与えたときには，追加的な筋力はほとんど観察されないので，MVCによってほぼ最大限の筋線維が動員されていると考えられる（図3A・B）．しかし，持続的なMVCによって筋力が低下する（図3C）につれて，誘発される単収縮も徐々に大きくなる（図3A・B）．

前述の疲労にともなう脊髄運動ニューロン応答性の低下を考慮すると，このような単収縮力増加が生じるためには，TMSによって惹起されるM1からの下行性指令が疲労にともなって増加すること，すなわちMVC中のM1の活動度の非最適化が生じていると考えなければならない．

文献

Enoka RM (2015) Neuromechanics of Human Movement, 5th edition. Human Kinetics.

Gandevia SC, et al. (1996) Supraspinal factors in human muscle fatigue: evidence for suboptimal output from the motor cortex. J Physiol, 490: 529-536.

Gandevia SC (2001) Spinal and supraspinal factors in human muscle fatigue. Physiol Rev, 81: 1725-1788.

[野崎大地]

1章1．脳と疲労

（2）発揮した筋力を知覚する脳

　前節で解説した「疲労性（Fatigability）」に引き続き，本節では主観的に感じる疲労である「疲労感（Perception of fatigue）」に焦点をあてて解説する．

1．最大下強度での長時間筋収縮時の主観的運動強度
　前節で示したような中枢性疲労は，持続的なMVCだけでなく，低強度の長時間筋収縮によっても生じる．Søgaardら（2006）は，15％MVCという低い強度で43分間の肘屈曲力発揮課題中，定期的にMVC発揮課題を間に挟むことによって，MVCの低下率を測定すると同時に，twitch interpolationおよびTMSを用いた中枢性疲労の評価を行った．その結果，このような低強度での持続的筋収縮であっても，MVCの低下および中枢性疲労を引き起こすことが明らかとなった．また，それと同時に，15％MVCの筋力を維持するときの筋電図活動レベルが増加していることから，末梢性疲労を補うために，脊髄運動ニューロンの新たな動員や活動頻度の増加が起こっているものと考えられた．
　さらに，主観的な筋収縮の強さを，「何も感じない（nothing at all）」から「極度に強い（extremely strong）」までの0から10点で評価すると（Borgの主観的運動強度），中枢性疲労，末梢性疲労が進むにつれて，主観的運動強度も徐々に増加することがわかる（図1A）．同じ筋収縮力レベルを維持していたとしても，疲労が進むにつれ，より強い筋収縮を行っていると感じるようになるのである．定量化の難しい「疲労感」を，このように，筋収縮の強さをどのくらいの大きさと感じているかという量によって評価することは有用であろう．疲労にともなう主観的な筋収縮力の増加は，一方の手や腕で一定強度の筋収縮を持続的に行い，反対側の手や腕で同じ程度と感じる強度の筋収縮を行って努力感（sense of effort）を定量化するという方法によっても評価できる（図1B）．

2．疲労時の脳活動
　van Duinenら（2007）は，人差し指外転力を30％MVC強度で長時間発揮し

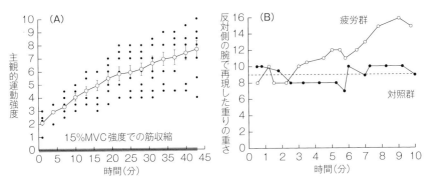

図1 (A)43分間の15％MVC強度での筋収縮中の主観的運動強度の変化(Søgarrdら, 2006)
(B)片腕で9ポンドの重りを持ち上げ，それと同じ重さだと感じるように反対側の腕の重りを調節したときの重りの重さ(McCloskeyら, 1974)
1分おきに安静をとって試行を行った場合（●）同程度の重さを再現できている．10分間連続で重りを持ち上げた場合は，反対側で再現した重りの重さが徐々に重くなる（○）.

たときの脳活動変化を機能的磁気共鳴画像法（fMRI）を用いて計測し，感覚運動野だけでなく，補足運動野や外側運動前野・島皮質などの活動レベルが増加することを明らかにした（図2A）．感覚運動野や補足運動野の活動レベル増加は，末梢性疲労を補償するための脊髄運動ニューロンへの駆動力増加に貢献していると解釈できる．一方，島皮質の活動は，長時間の筋収縮にともなう筋の痛みに関連して増加していると考えられる．

また，MVC中の脳活動を疲労前後で比較すると，補足運動野や動機づけに関与する被殻の活動が低下している（図2B）．これらの領域の低下が感覚運動野への駆動力低下となり，MVCの低下につながっている可能性がある．

3．運動指令と筋力の知覚

筋収縮の強度を一定で保っているにもかかわらず，主観的運動強度や努力感が筋収縮持続時間とともに増加するということは，これらの主観的感覚がfMRI等によって同定された脳の活動変化に関連していることを示唆している．そのメカニズムの1つとして考えられるのは，脳からの運動指令の遠心性コピー（あるいは随伴発射）が感覚野に送られ，知覚を生み出すというアイデアである．たとえば，筋線維の収縮力を麻酔によって弱めると，麻酔前と同じ大きさの筋収縮力を発揮していても，より強い筋収縮を行っていると感じるとい

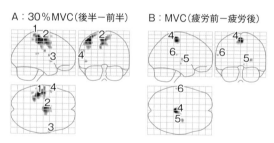

図2 (A) 等尺性の右手人差し指外転力発揮（50秒間）を15試行（試行間5秒）行い，前半5試行に比べて後半5試行で大きな活動を示した脳の領域（1：左感覚運動野，2：補足運動野，3・4：右・左外側運動前野・島皮質）(van Duinenら，2007)
(B) 筋疲労後に比べMVC中に活動が大きかった脳の領域（4：補足運動野・中心傍回，5：右被殻，6：左頭頂弁蓋部）(van Duinenら，2007)

う．また，感覚神経障害により感覚を喪失した患者で，MVCが50％まで低下するまで筋収縮を行った後，0.5 kgの重りを持ち上げたときに，もう一方の手で同じ重さの重りと判断した重さはその2倍程度のレベルであった（図3）．これらの結果は，麻酔や末梢性の疲労で生じた筋収縮力の低下を補うように増加した運動指令が筋収縮力の感覚を生み出すと考えれば説明できる．

4．筋力の知覚への求心性感覚情報の貢献

しかし，Luuら（2011）の最近の研究では，運動指令の大きさよりも，筋収縮にともなって生じる筋紡錘からの求心性感覚情報（reafference）のほうが重さの知覚により強く関連している可能性が指摘されている．たとえば，錘内筋が弛緩してしまうような麻酔を施した場合には，前述の筋を麻酔した結果とは逆に，重りの重さをむしろ軽いと感じるようになることが示された．麻酔によって筋収縮力自体は減弱しているので，決まった重さの重りを持ち上げるための運動指令量自体は増加しているはずである．したがって，軽く感じるという結果は，運動指令量が重さの知覚を決めるという従来の考え方では説明できない．錘内筋の弛緩により，筋収縮時の筋紡錘からの感覚情報が減弱し，この減弱がより「軽い」知覚を生み出していると考えるのが妥当である．

運動指令だけでなく，運動指令が生み出した感覚情報が重さの知覚に影響しているという例は，マニピュランダムのハンドルを操作して画面上のカーソルを標的に向かって動かす到達運動課題においても報告されている（Hondaら，

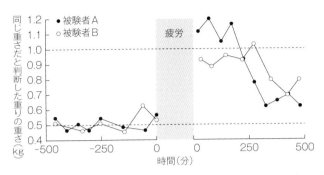

図3 親指で500gの重りを持ち上げたとき,反対側の親指でそれと同じ重さだと判断した重りの重さ(Luuら,2013)
疲労直後(MVCが50％に低下直後),同程度と判断した重りの重さが2倍になっている.

2013).彼らの研究では,ハンドルの動きとカーソルの動きに時間遅れがあるほうが,ハンドルをより重く感じることが示された.到達運動を行うときには,ハンドルを動かすことでどのようにカーソルが移動するか,脳は常に予測している.この予測されたカーソルの動きに対して,実際に観測したカーソルの動きが遅れることが「重い」という知覚を生み出すものと考えられる.さらに,興味深いことに,時間遅れのある状況で課題を繰り返すと,時間遅れのあるカーソルの動きを予測できるようになり,その結果,予測と実際のカーソルの動きの間の誤差がなくなるので「重い」という感覚が減弱することが示された.

文　献

Honda T, et al.(2013)Imposed visual feedback delay of an action changes mass perception based on the sensory prediction error. Front Psychol, 4: 760.

Luu BL, et al.(2011)The fusimotor and reafferent origin of the sense of force and weight. J Physiol, 589: 3135-3147.

McCloskey DI, et al.(1974)Estimation of weights and tensions and apparent involement of a "sense of effort". Exp Neurol, 42: 220-232.

Søgaard K, et al.(2006)The effect of sustained low-intensity contractions on supraspinal fatigue in human elbow flexor muscles. J Physiol, 573: 511-523.

van Duinen H, et al.(2007)Effects of motor fatigue on human brain activity, an fMRI study. Neuroimage, 35: 1438-1449.

[野崎大地]

1章1. 脳と疲労

（3）筋力発揮の限界にかかわる脳

　重量挙げの選手がバーベルを持ち上げるときや，陸上の投擲競技の選手が物を投げるときに，大声を出している姿をみたことがある人は少なくないであろう．この声出しの主な効果の1つとして，脳の興奮水準をより高め，競技成績に直結する筋力をより一層発揮できるようになることがあげられる．本項では，筋力発揮の限界と中枢神経系のかかわりについて概説する．

1．最大筋力発揮：生理的限界と心理的限界

　筋力発揮時に自ら大声を出すことによりもたらされる発揮筋力の増大効果は，筋力の生理的限界と心理的限界の概念とともに，1960年代初めに猪飼らにより実験室研究での量的データに基づいて確認されている（猪飼，1961；猪飼ら，1961）（図1）．ここでの生理的限界とは，身体の解剖学的構造とそれにより定められる生理的条件に規定される能力で，したがってこの能力は，秒や分の単位で変動するものではなく，個人に固有のものである．ただし，最大筋力発揮時での発揮筋力は，その時点での心理的条件によっても左右されうるものであり，発揮できる能力は実際には筋力発揮時の心理的限界により定まるとされている．つまり，大声を出すことは，生理的限界により近い筋力を発揮しようとするための，心理的限界を操作する手段の1つとして位置づけられるものであり，このことには，たとえば，大脳皮質等の中枢神経系の興奮水準や興奮性，脱抑制等がかかわることがその後の研究で明らかにされている．

2．最大筋力発揮の繰り返し時での疲労と脳

　最大筋力発揮を数秒間隔で繰り返していくと発揮筋力は次第に低下していく（矢部，1986）（図2）．その後，最大筋力発揮をしばらくやめて再び最大筋力発揮を実施してみると，発揮筋力は開始時点のものに近づく（Gandevia，2001）．一方で，こうした状況下で，電気刺激を用いて強制的に筋を収縮させ発揮筋力を測定してみると，その直前での随意的な最大筋力発揮時のものと比

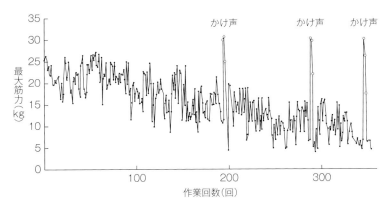

図1 等尺性上腕屈曲作業での随意的最大筋力発揮の繰り返し時（2秒に1回の頻度）におけるかけ声（筋力発揮者が自ら大声を出すこと）による発揮筋力の増大効果の例(猪飼ら（1961）より引用改変)

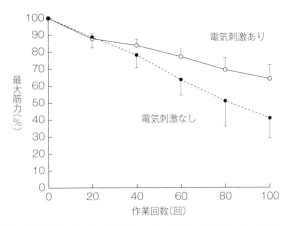

図2 等尺性母指内転作業での随意的最大筋力発揮の繰り返し時（1秒に1回の頻度）における随意的最大発揮筋力（電気刺激なし，●）と下位運動神経に対する電気刺激による最大発揮筋力（○）の変化(矢部（1986）より作図)
データは5名の平均値±標準偏差

較して数値が高まることが認められている（矢部，1986）（図2）．また，その数値は繰り返し回数とともに低下することが観察されるものの，随意的な最大筋力発揮の繰り返し時に認められる発揮筋力の低下量にまで達することはない．すなわち，最大筋力発揮の繰り返しによる発揮筋力の低下においても，筋

力発揮にかかわる神経筋接合部やそこからの末梢方向の部位といった末梢での要因（末梢性疲労）のみならず，中枢神経系の要因（中枢性疲労）が関与することが示唆されている．

　近年では，経頭蓋磁気刺激法を用いて，最大発揮筋力の低下にかかわる中枢性疲労の実態が明らかにされてきている．経頭蓋磁気刺激法は，頭皮上で一時的・局所的に磁場を発生させることにより，大脳皮質内で渦電流を発生させ，大脳皮質内に存在する神経細胞の興奮性を高める手法である．疲労がない状況での最大筋力発揮（随意収縮）中に経頭蓋磁気刺激を与えると，その筋の発揮力にはほぼ変化がみられないが（Gandevia，2001），最大筋力発揮を繰り返すことで最大発揮筋力が低下した状況で経頭蓋磁気刺激を与えると，その筋の最大発揮筋力はやや増大することが観察されている（Gandevia，2001）．このことは，筋の発揮力の低下には身体運動にかかわる中枢神経系の神経伝導路での興奮性の低下が関連することを示唆している．

　最大筋力発揮の繰り返し時やその事前に，経頭蓋磁気刺激法以外の手段により中枢神経系へ働きかけをする場合でも，発揮筋力が急性的に増大することが確認されている（猪飼ら，1961）．たとえば，
・筋力発揮時に大声を出す
・筋力発揮時に大きな音を聞かせる
・事前の催眠
・興奮を促す物質（アンフェタミン等）の事前摂取

などによる働きかけである．また，日頃から最大筋力発揮のトレーニングをすることでも心理的限界が高まる（矢部，1986）．すなわち，中枢性疲労の影響が減少することが認められている．

3．最大下の筋力発揮での疲労と脳

　最大下の筋力発揮の繰り返し（乳酸の血中レベルが増大しない程度の強度（乳酸性作業閾値以下）の身体運動）を継続する場合でも，意図した発揮筋力レベルを維持できなくなる時点が存在することから（Vøllestadら，1988），疲労が生じると考えられている（図3）．さらに，意図した筋力発揮レベルが維持できなくなった直後に最大筋力発揮を実施すると，その発揮筋力は繰り返し時に要求されていたレベルを超えることが観察されている（Vøllestadら，1988）．

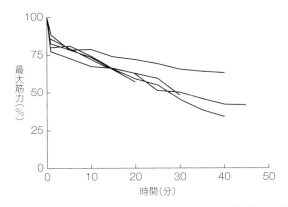

図3 等尺性片脚膝伸展作業での大腿四頭筋の随意的最大発揮筋力の各個人での変化(Vøllestadら（1988）より引用改変)
疲労していないときの最大発揮筋力の30％の筋力発揮を繰り返す状況下（6秒間の力発揮を10秒に1回の頻度）で随意的最大発揮筋力を5分ごとに計測した．意図した筋力発揮レベル（疲労していないときの最大発揮筋力の30％）が維持できなくなる時点で終了．

また，最大下の筋力発揮を持続する状況下では，時間とともに最大発揮筋力がやや低下する一方で，主観的運動強度は「かなりきつい」レベルにまで増加することが確認されている（Søgaardら，2006）．これらと同様のことは，筋のパワー発揮という動的な身体運動においても報告されている．ヒトを対象とした実験（Marcoraら，2010）では，最大有酸素性パワーの80％のパワーでの自転車駆動を疲労困憊に至るまで継続し，その直後に同様の運動形式（自転車駆動）での最大発揮パワーを測定すると，最大有酸素性パワーの80％のパワーをはるかに超えることが確認されている（図4）．また，自転車駆動の継続時間の経過とともに最大発揮パワーはやや低下する（図4）一方で，主観的運動強度は「非常にきつい」レベルにまで増加することが確認されている．

こうしたことから，このような疲労にも中枢神経系の要因が関与し，たとえば，筋力発揮の継続によって生じうる障害などを防ぐことを目的として，努力感の増加や筋の代謝産物等の情報を用いて，筋力発揮にかかわる中枢からの運動指令の出力が非随意的に抑制されている可能性があると考えられている．

一方，最大下の筋力発揮やパワー発揮をともなう身体運動を長時間継続して実施する場合，主要なエネルギー源として用いられる遊離脂肪酸が脂肪組織か

1章 理論的背景

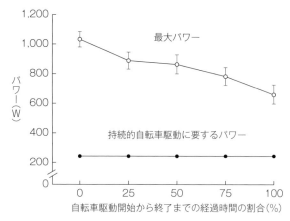

図4 疲労していないときの最大酸素摂取量の80％の強度（●）で自転車駆動を持続する状況下における自転車駆動での最大発揮パワー（○）の変化
（Marcoraら（2010）より引用改変）
データは平均値±標準誤差

ら産生されること，血中の分岐鎖アミノ酸（BCAA）が身体運動のエネルギー源として用いられ，その濃度が減少することに起因して，脳内のセロトニンが増加することにより，セロトニン作動性神経の活動性が増加し，中枢性の疲労が生じる可能性があると指摘されている（セロトニン仮説，Acworthら，1986）。動物やヒトを対象とした実験では，薬理学的手法を用いて，脳内のセロトニン濃度と身体運動の継続時間等との関連が確認されている（Baileyら，1993；Wilsonら，1992）。具体的には，ラットが一定強度でのトレッドミル走を疲労困憊に至るまで継続するとき，事前にセロトニン作動薬を腹腔内投与した場合では，生理食塩水を投与した場合と比較して走行継続時間が短くなり，事前にセロトニン拮抗薬を腹腔内投与した場合では，生理食塩水を投与した場合と比較して走行継続時間が延長することが報告されている（Baileyら，1993）。また，ヒトが最大酸素摂取量の80％の強度で自転車駆動を疲労困憊に至るまで継続するとき，事前にセロトニン再取り込み阻害薬を摂取した場合では，偽薬を摂取した場合と比較して駆動継続時間が短くなることが報告されている（Wilsonら，1992）。

また，脳内のセロトニン上昇には，トリプトファンと結合していたアルブミ

ンが遊離脂肪酸と結合することにより，トリプトファンの脳内への流入が増加し，セロトニン合成が増加する，という経路が想定されている．これまでに，バリン，ロイシン，イソロイシンといった BCAA を摂取することで，BCAA とトリプトファンの結合を促進し，トリプトファンの脳内への流入を抑制すると，運動継続時間が延長することが確認されている（Mittleman ら，1988；Blomstrand，2006）．

文　献

Acworth I, et al.（1986）Effects of sustained exercise on concentrations of plasma aromatic and branched-chain amino acids and brain amines. Biochem Biophys Res Commun, 137: 149-153.
Bailey SP, et al.（1993）Serotonergic agonists and antagonists affect endurance performance in the rat. Int J Sports Med, 14: 330-333.
Blomstrand E（2006）A role for branched-chain amino acids in reducing central fatigue. J Nutr, 136: 544S-547S.
Gandevia SC（2001）Spinal and supraspinal factors in human muscle fatigue. Physiol Rev, 81: 1725-1789.
猪飼道夫（1961）体力の生理的限界と心理的限界に関する実験的研究．東京大学教育学部紀要，5：1-18.
猪飼道夫ほか（1961）筋力の生理的限界と心理的限界の筋電図学的研究．体育学研究，5：154-165.
Marcora SM, et al.（2010）The limit to exercise tolerance in humans: mind over muscle? Eur J Appl Physiol, 109: 763-770.
Mittleman KD, et al.（1988）Branched-chain amino acids prolong exercise during heat stress in men and women. Med Sci Sports Exerc, 30: 83-91.
Søgaard K, et al.（2006）The effect of sustained low-intensity contractions on supraspinal fatigue in human elbow flexor muscles. J Physiol, 573（Pt 2）: 511-523.
Vøllestad NK, et al.（1988）Motor drive and metabolic responses during repeated submaximal contractions in humans. J Appl Physiol, 64: 1421-1427.
Wilson WM, et al.（1992）Evidence for a possible role of 5-hydroxytryptamine in the genesis of fatigue in man: administration of paroxetine, a 5-HT re-uptake inhibitor, reduces the capacity to perform prolonged exercise. Exp Physiol, 77: 921-924.
矢部京之助（1986）疲労と体力の科学－健康づくりのための上手な疲れ方－．講談社.

[東郷史治]

1章2．末梢の神経・筋系機能と疲労

（1）筋力発揮に参画する筋線維タイプ動員の順序

　人間は500個以上の骨格筋をもち，その重さは体重の25～35％に及ぶ．それぞれの骨格筋は細胞体である筋線維が多数（大腿部に存在する外側広筋の場合，筋線維の総数は50万本にも達する）集まってできている．筋線維1本1本は，大脳の運動野の神経細胞を中枢の起点とする神経系からの指令によって収縮するが，すべての筋線維を1個の神経細胞の支配下に置くことは現実的ではなく，きわめて非効率的でもある．実際には，複数の筋線維を支配する神経細胞を，個々の筋に対して複数配置し，これらの神経細胞が連携してすべての筋線維の収縮をまかなっている．すなわち，収縮する筋線維の数やその収縮状態を，興奮する神経細胞の数や神経から筋線維への指令の送り方を調節することで，さまざまな筋力発揮レベルに対応している．運動にかかわるこれらの神経細胞の数や指令の送り方のバリエーションは，想像をはるかに超えるものになることが容易に推察できよう．収縮にともなって生じる筋疲労には，これらの因子の変化がかかわってくることになる．

1．運動単位とそのタイプ

　大脳の運動野に存在する神経細胞からの指令を受けて脊髄内の運動神経細胞（α運動ニューロン，モトニューロンとも呼ばれる）が興奮し，神経線維を介してその興奮が筋線維に伝達され収縮が生じる．α運動ニューロンとそれが支配する複数の筋線維のまとまりは運動単位（モーターユニット）と呼ばれる（図1）．α運動ニューロンのサイズは大小さまざまであり，小さいα運動ニューロンはそれが支配する筋線維の数が少なく，送り出す指令（興奮：発火とも呼ばれる）の頻度も低い．こうした運動単位に属する筋線維は，収縮のスピードは遅いが疲労への耐性が高い「遅筋線維」である．一方，大きいα運動ニューロンは多数の筋線維を支配下に置く大きな運動単位を構成し，素早い収縮が可能だが疲労しやすい「速筋線維」がこれに属する．さらに，速筋線維に属するが疲労耐性もある程度有する筋線維も存在し，中程度の大きさのα運動ニュー

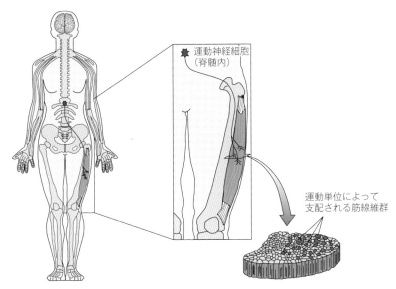

図1 運動単位：脊髄の運動神経細胞とそれが支配する筋線維(Purvesら，2001)

ロンに支配される運動単位を構成する．このように，運動単位は以下の3つのタイプに大別される．
1. Sユニット：遅筋線維（タイプⅠ）を支配し，収縮速度は低いが疲労耐性が高い．
2. FRユニット：中間タイプの速筋線維（タイプⅡa）を支配し，収縮速度と疲労耐性を兼ね備える．
3. FFユニット：速筋線維（タイプⅡb）を支配し，疲労しやすいが神経伝導速度や筋線維の収縮速度や最大筋力・パワーが高い．

遅筋線維や速筋線維の構成比率（筋線維組成）は筋によって，また，人によって異なり，各筋の疲労特性や競技力の個人差などと関係する．これは，筋線維を支配する運動単位の構成比率の違いによるものである．それぞれの運動単位に属する筋線維は，筋内にモザイク状にちりばめられている．つまり，隣り合っている筋線維が異なる運動単位に属する（筋線維組成が異なる）場合もある．このことによって，同じ筋の中での力分布の不均衡や，疲労しやすい部分と疲労しにくい部位が分かれてしまうといった不具合を回避できると考えられる

が，骨格筋全体をみると深部は遅筋線維，表在部は速筋線維が分布する傾向にある．血液循環の豊富な深部に，有酸素性代謝を主として行う遅筋線維を配置する合目的的な配置であるといえよう．

2．運動単位の発揮筋力増加のストラテジー

脊髄のα運動ニューロンの興奮は活動電位として表れる信号（発火）を生み出し，これが支配下にある筋線維に伝達されて収縮が起こる．筋線維が力を発揮する仕組みは比較的単純で，筋線維は興奮が伝播するとその興奮に対して最大の収縮を行う．収縮している「オン」の状態と収縮していない「オフ」の状態しかないことから，これを「全か無かの法則」と呼ぶ．α運動ニューロンが支配する筋線維の数（神経支配比）は，上述のとおりSユニットが少なくFユニットが多いが，その差は数本から数千本に及ぶ．そのため，特にFユニットの運動単位がひとたび活動すると発揮筋力が一気に大きくなる．神経の興奮（活動電位のインパルス）が1つ届くと，筋線維は1回の単収縮（twitch，単峰性の短い力発揮）を行う．遅筋線維，速筋線維の収縮スピードを決めているのはこの単収縮の収縮時間であり，速筋線維は素早い単収縮が可能である（速筋線維の別称であるFT線維は，Fast Twitchの略号である）．

インパルスが連続して届き，そのインターバルが単収縮に要する時間よりも短くなると，単収縮は重なって（加重），発揮筋力が高まる．このため，筋線維に伝えられるα運動ニューロンの発火の頻度が上昇すると，筋線維の発揮筋力はさらに高まる．

筋収縮のこうした生理学的機序に基づき，われわれは筋力を高めるために，①活動する運動単位の数を増やす（動員），②α運動ニューロンの発火頻度を高める（レート・コーディング），という2つのストラテジーを用いている．このストラテジーを効率よく達成するために，上位中枢から伝わる指令が運動単位を動員して筋収縮に至る過程は段階的である．発揮筋力が低い（中枢の興奮レベルが低い）ときには，小さいα運動ニューロンが興奮して発火する．すなわち，小さい運動単位が選択的に動員される．要求される筋力が高くなり，興奮レベルが上昇していくと徐々により大きな運動単位が動員され，それに支配される筋線維の収縮によって発揮筋力が積み上げられていく．このように，それぞれの運動単位がその大きさに準じて段階的に動員されて発揮筋力を高め

る機序は，Henneman（1957）によって「サイズの原理」と名付けられた．筋力レベルが低いときにはもっぱら小さな運動単位が動員され，疲労耐性の高い遅筋線維が筋力発揮の主体となるのは合理的で，このことによって長時間の立位姿勢の保持などが可能になる．一方，発揮しなければならない筋力レベルが高くなると，大きな運動単位が動員されて速筋線維が収縮するようになるため，その疲労によって長時間の運動は難しい．発揮する力を大きくすればするほど疲れるが，それはサイズの原理に基づく運動単位の段階的動員によるものである．

　たとえば，関節を固定した等尺性筋活動の状態で徐々に発揮筋力を高めるという課題を行う際には，まず小さな運動単位が動員され，その後この運動単位を構成するα運動ニューロンの発火頻度を徐々に高めて発揮筋力を増加する．そしてさらにより大きな運動単位が動員されると，同様にして合計の筋力を高めていく，というパターンがとられる．すべての運動単位が動員されると，あとはα運動ニューロンの発火頻度を高めることで発揮筋力をさらに増加させることになる．

3．運動単位の活動と疲労

　最大筋力に対して，どの程度の相対レベルまで運動単位の動員数を増やし続けることができるかどうかは筋によって異なる．精密な力のコントロールが必要な手指を動かす筋群では，最大筋力発揮の50％強ですべての運動単位が動員され，大きな力を出す必要がある筋群では，最大筋力発揮の90％近くまで動員が続く場合がある（Oyaら，2009）．このことは，筋力発揮レベルに応じた疲労特性やその規定因子が筋によって異なることを意味する．

　上のことから，最大筋力近くにまで発揮筋力が高まらないと動員されないような大きな運動単位をもつ筋は，それ以下の発揮筋力レベルではその分の「余力」があることになる．これがいわゆる「火事場の馬鹿力」の生理学的な背景であり，強大な筋力発揮による筋損傷の発生を防いだり，運動後の極度の疲労を減らすメカニズムの1つである．

　収縮を持続することによって生じる疲労に際しては，上位中枢からの指令（ドライブと呼ぶ）が減少して運動単位の興奮性が低下（中枢性の疲労）したり，末梢の神経系から筋線維レベルでの力発揮能力が低下（末梢性の疲労）する．

最大筋力発揮を持続させるような運動課題を行うと，発揮される筋力が徐々に低下していく．このとき，運動単位の発火頻度も低下する．これは上位中枢からの指令が減少したり，末梢からのフィードバックが変化したり（次項で詳述），あるいはα運動ニューロンそのものの興奮性が低下したりすることによることがわかっている．一方，最大下レベルでの筋力発揮を持続する場合は，同じ筋力レベルを維持するために新たな運動単位が動員されたり，運動単位の発火頻度が増加するといった現象が現れる．このように「サイズの原理」は筋疲労の程度の影響を受ける．

電気刺激を用いてα運動ニューロンの発火を模擬し，運動単位の力発揮様相を計測することで，刺激の周波数と発揮筋力の関係を調べることができる．この方法で計測される刺激周波数－筋力関係には運動単位のタイプ依存性があり，小さな運動単位に比べて大きな運動単位は筋力の増加がより高い周波数で生じる．これは先に述べたとおり，各ユニットに属する筋線維の単収縮パターンや加重の程度によるものである．

刺激周波数－筋力関係は疲労によって変化し，FRユニットは筋力増加の程度が低い周波数側にシフトする．これは，末梢性の疲労によって筋線維の単収縮の時間が延長し（急峻な力発揮と弛緩ができなくなる），そのために低い刺激頻度でも加重が起こりやすくなることによるものである．このとき，（疲労によって）α運動ニューロンの発火頻度が低下していると，両者がマッチして，結果的に筋力の大幅な低下を防止することができる．この精妙な疲労軽減メカニズムはmuscle wisdom（Marsdenら，1983；定訳はないが「筋の知恵」とも訳される概念）と呼ばれている．一方，FFユニットが疲労すると，刺激周波数－筋力関係が高周波数側にシフトする．これは，疲労による筋線維の加重周波数の低下と活動後増強（収縮後により大きな力が出せるようになる現象）のトレードオフの結果であると考えられている（Thomasら，1991）．後者の場合，疲労によって運動単位の発火頻度が低下すると筋力をいっそう発揮しにくい状態になってしまい，muscle wisdomと矛盾するようであるが，疲労による発火頻度の変化パターンは疲労課題によって異なり（次項で詳述），加重周波数の変化が必ずしもマイナスには結びつかないようである．いずれにせよ，中枢から末梢のレベルで，疲労によって運動の遂行が妨げられることを防御する機構によって身体は守られているものと考えられる．

疲労課題中には，異なる運動単位の発火頻度が同期するという現象も観察される．これは，主動筋の運動ニューロンプールに対する上位中枢からの共通ドライブの増加や，後述する末梢からのフィードバックの変化と関係する．この現象は当該筋から導出される筋電図の平均周波数の低下として現れ，これが疲労の視標として用いられる．この変化は，一定筋力を維持する収縮中における力の変動を増加させ（Contessaら，2009），安定したスムーズな力発揮を妨げる．

文献

Allemeier CA, et al.（1994）Effects of sprint cycle training on human skeletal muscle. J Appl Physiol, 77: 2385-2390.

Contessa P, et al.（2009）Motor unit control and force fluctuation during fatigue. J Appl Physiol, 107: 235-243.

Henneman E（1957）Relation between size of neurons and their susceptibility to discharge. Science, 126: 1345-1347.

Marsden CD, et al.（1983）"Muscular wisdom" that minimizes fatigue during prolonged effort in man: peak rates of motoneuron discharge and slowing of discharge during fatigue. Adv Neurol, 39: 169-211.

Oya T, et al.（2009）Recruitment and rate coding organisation for soleus motor units across entire range of voluntary isometric plantar flexions. J Physiol, 587: 4737-4748.

Purves D, et al., eds.（2001）Neuroscience 2nd ed. Sinauer Associates.

Thomas CK, et al.（1991）Force-frequency relationship of human thenar moror units. J Neurophysiol, 65: 1509-1516.

［川上泰雄］

1章2．末梢の神経・筋系機能と疲労

（2）筋，腱，関節からのフィードバック機構

　骨格筋やその周辺には筋内外の状態を感知するさまざまなセンサーが備えられている．身体そのものが刺激の源となるこうしたセンサーは固有受容器と呼ばれ，情報のフィードバックを担う神経細胞の数は筋収縮を司る神経細胞の数をはるかに上回る．本項ではそれらの形態と機能，そして疲労との関係についてまとめる．

1．筋紡錘

　すべての骨格筋に6〜1,300個存在する固有受容器で，繊細な動作を行う手や頚部に多い．筋線維と平行に配列し，特殊な筋線維（錘内線維）が結合組織のカプセル（4〜7 mm）で部分的に覆われた形状をもつ．錘内線維は核袋線維と核鎖線維からなり，前者はbag1線維（筋紡錘の動的な変化に対応）とbag2線維（筋紡錘長を感知）に分かれ（Proske, 1997），カプセルからはみ出すほどの長さ（8〜10 mm）をもつ．核鎖線維は核袋線維の半分ほどの長さで，筋線維（錘内線維に対して錘外線維とも呼ばれる）と直列に配置し，長さを感知する．錘内線維は脊髄に存在するγ運動ニューロンの指令によって短縮する．

　さまざまな情報を中枢に伝える求心性の神経線維は，軸索の直径に応じて4つに分類される（Ⅰ群〜Ⅳ群）が，このうち筋紡錘内にその終末をもつのはⅠ・Ⅱ群線維である．核袋線維，核鎖線維ともに中心部分（赤道部）は収縮性を欠き，ここにⅠ群（Ⅰa）線維の末端が巻き付き，錘内線維の知覚部分を構成する．Ⅱ群線維は主に核鎖線維の赤道部に存在するが，この線維をもっていない筋紡錘もある．いずれの神経線維もその細胞体は，脊髄後根神経節に存在する．γ運動ニューロンの活動による錘内線維の短縮は赤道部を伸長し，このことでⅠ・Ⅱ群神経線維の感度が高まる．

　筋紡錘の役割は，骨格筋の長さ情報をⅠ・Ⅱ群神経線維を介して脊髄に伝えることである．骨格筋が伸長されると，筋紡錘のⅠa求心性神経が活動してαモトニューロンを興奮させ，錘外線維を収縮させる反応は伸張反射と呼ばれる．

2. 末梢の神経・筋系機能と疲労

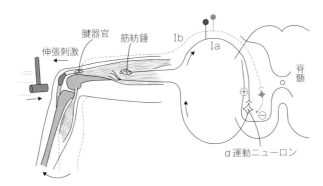

図1 筋紡錘（Ⅰa）とゴルジ腱器官（Ⅰb）による脊髄反射経路
（彼末一之（2011）運動の調節．p293．彼末一之ほか編．やさしい生理学 改訂第6版．
南江堂．より許諾を得て転載）

Ⅰa求心性神経は拮抗筋には抑制的に結合し，主動筋の活動による収縮を助ける（相反抑制）．随意運動の際には，筋線維が短縮したときに筋紡錘が弛緩しないように，上位中枢がα・γ運動ニューロンを同時に興奮させる，といった連携をとる（α-γ連関）．伸張反射には大脳皮質を経由する長潜時の要素も存在し，骨格筋の伸長に対する応答には脊髄反射のみならず上位中枢も関与する．このことについては疲労との関係で後述する．

2．ゴルジ腱器官

Golgi により1879年に記述（Bentivoglio, 1998）された哺乳類の腱組織に存在する紡錘形のカプセルをもつ機械受容器で，筋によって数が異なるが筋紡錘よりも少ない（10〜100個）（Mileusnic ら，2006）．長さ3 mm，太さ0.3 mm程度（Watanabe ら，2004）だが大きさは変動する．腱組織のコラーゲン線維の間に挟まれるようにして並ぶ．筋束と腱膜の付着点近くに存在し，10本程度の筋線維がカプセルの片側に直列に結合し，他端は腱組織に付着する（まれに腱内に埋もれて存在する場合がある）．結合する筋線維はそれぞれ異なった運動単位に属する（Enoka, 2002）．

カプセル内腔近くはコラーゲン線維がカプセルと平行に密に並び，その内側ではコラーゲン線維が不規則に疎らに配列され，筋線維と結合したコラーゲン原線維が絡まり合い，ここに求心性の神経線維（Ⅰb）の終末が絡みつく．遠

心性の神経終末はなく，中枢からの調節を受けずに求心性の出力を行うのがゴルジ腱器官の特徴である．脊髄内では，抑制性の介在ニューロンを介してα運動ニューロンの興奮性を下げる（図1）．すなわち，ゴルジ腱器官は筋力発揮のブレーキ役として機能するが，Ｉｂ神経線維はきわめて小さな力でも活動し，最大筋力発揮を制限するばかりではなく，動きのフィードバックを司る．

3．関節の受容器

関節はたくさんの受容器をもち，センサーとしても機能する．受容器は関節内の部位，種類，機能ともさまざまで，Ⅱ・Ⅲ・Ⅳ群求心性線維をもつ神経細胞が関与する（Enoka, 2002）．

- ルフィニ小体：静的・動的な機械受容器で，関節の位置や動き，角速度，関節内圧を知覚する．
- パチニ小体：機械的刺激に対する閾値が低く，関節角加速度を感知する．
- ゴルジ終末：ゴルジ腱器官に似た受容器で，刺激の閾値が高い．特に可動域終末付近の靱帯の張力をモニターする．
- 自由神経終末：関節内に広く分布する侵害受容器で，関節が異常な機械的ストレスや化学物質にさらされたときに活動する．痛みの感覚を生み出す受容器でもある．

上記の受容器は関節のみならず，腱，靱帯，骨，そして骨格筋にも存在する．こうした感覚受容器が中枢神経系にバラエティに富む情報をもたらし，中枢神経系による骨格筋のコントロールを調節する（感覚フィードバック）．

感覚フィードバックの一例として，関節源性の筋力低下があげられる．膝関節手術後，患者は大腿四頭筋をコントロールしにくくなり，場合によっては筋萎縮が生じる．その理由として考えられる術後の関節包内への体液滲出を模擬して膝関節腔に水分を注入すると，痛みがなくても大腿四頭筋の活動が激減する．関節包を締め付けて関節内圧力を高めても，大腿四頭筋の伸張反射や筋活動の低下が観察される．筋活動抑制は関節の局所麻酔によって消失することから，関節受容器が関与していることが明らかになった（Stokesら，1984）．過去に十字靱帯の断裂を経験した人において，大腿四頭筋とハムストリングスの筋力が低下する例も同様の機序が想定されている（Enoka, 2002）．

4. フィードバック機構と疲労の関係

　筋収縮の持続にともなう筋力低下や筋活動の増加として現れる「筋疲労」は，中枢性（大脳皮質の活動低下による下行性ドライブの減少）と末梢性（骨格筋における興奮から収縮に至る過程の不全）の要因をもつが，固有受容器によるフィードバック機構が双方に深くかかわっている．

　筋力の増加に比例してⅠa求心性神経活動が増加する．これは，α運動ニューロンの活動が筋紡錘からの入力によって高まることと関係する．運動単位の発火頻度を最大に高めるためにはⅠa求心性神経の活動が必要である（Gandeviaら，1990）．最大下〜最大強度で等尺性収縮を行うと，収縮開始後に運動単位の発火頻度が低下するが，同時にⅠa求心性神経の発火頻度も低下する（Macefieldら，1991）．これは筋紡錘由来のα運動ニューロンの脱促通現象と考えられている．動的な運動による疲労課題では，筋線維長の変化が大きいために筋紡錘の活動が大きく（Edinら，1990），運動単位の発火頻度は低下しない．

　筋収縮の継続によって疲労度が高まると，α・γ系双方の発火頻度が上昇する．疲労による筋力発揮能力の低下（特に中枢性疲労によるα系の活動低下）をγ系の活動を高めることで補うこの機構は，疲労にともなう代謝産物の蓄積が化学受容器のⅢ・Ⅳ群求心性線維を興奮させ，γ系を賦活するためであると考えられている．発火頻度増加と同じタイミングで新たな運動単位の動員も行われることから，α系とγ系は密接に関係していることがわかる．疲労時の運動単位発火頻度の増加は，先項で述べた muscle wisdom と矛盾するが，運動課題や被験者の特性によってγ系の関与の度合いが異なる可能性を指摘できる．持ったものを「重い」と感じる努力覚（sense of effort）も疲労感と関係する．努力覚は中枢性に生み出され，末梢からのフィードバックをともなわないと考えられているが，ゴルジ腱器官が努力覚に較正シグナルを与えるという仮説が提唱されている（Proske，2005）．

　腱組織に振動を加えると筋線維長の微細な伸長・短縮が生じ，特にⅠa求心性神経の活動が増加することで，発揮筋力の増加や関節運動の錯覚が生じる（緊張性振動反射）．腱をたたくことなどで誘発される伸張反射は脊髄を介した単シナプス性の応答であるが，振動は脊髄や小脳，大脳基底核などを経由して単・多シナプス応答を賦活すると考えられている．この方法を応用すると，興味深い現象が観察される．等尺性収縮の初期に腱に短い振動を与えると，運動単位

の発火頻度低下が抑えられるのである．振動ではなく，筋のストレッチでもよい．また，疲労による運動単位の動員閾値張力の減少は筋の受動的伸長によって「リセット」される（Suzukiら，1990）．ところが，腱への振動を続けるとα運動ニューロンの発火頻度が逆に大きく低下する．これは，活動過多によって錘内線維が疲労して求心性信号が低下するためであると考えられている．ローラースケートを30分以上行うと（足関節底屈運動はほとんど行わないはずなのに）最大足関節底屈筋力が低下し，H反射が激減する（Thompsonら，2002）．これは，振動が足関節底屈筋群の筋紡錘を疲労させるためであろう．振動をともなう運動を継続する場合には注意が必要である．

　最大随意等尺性収縮を続けるとα運動ニューロンの興奮性が低下する．収縮中の腱振動はある程度筋力を増加させるものの，α運動ニューロンの興奮性には影響しない（McNeilら，2011）．全力発揮による疲労は末梢でも補償しきれないようである．

　運動中のみならず安静時でも生じることがある筋痙攣（こむらがえり）は，腓腹筋など，多関節筋の短縮位で生じることが多い．この原因として「脱水と電解質バランスの乱れ」説と「神経・筋コントロールの不調」説が提唱されている．前者は，発汗による脱水で神経終末が変形したり，電解質や神経伝達物質の濃度が上昇してα運動ニューロンの神経終末が興奮過多となり，その結果自発的活動が生じるというものであるが，この仮説は証拠に乏しい．筋痙攣は当該筋のストレッチやゴルジ腱器官の活動（筋収縮を行う）で抑えることができる点，収縮中の筋にのみ生じる点などがその反証である．「神経・筋コントロールの不調」説は，神経・筋の疲労による反射性のコントロールメカニズムの変化によって不随意の筋痙攣が発生するというものである．筋紡錘からの興奮性入力とゴルジ腱器官からの抑制性入力のアンバランスが，結果的にα運動ニューロンに対する興奮性入力を増加させ，局所的な痙攣が生じると指摘されている．筋痙攣が生じる人は事前に筋疲労を感じていることが多い．筋疲労がゴルジ腱器官からα運動ニューロンへの抑制性の入力を低減させ，筋紡錘からの興奮性入力を増やすことがアンバランスにつながるというのがこの説の基本的な考えである．筋が短縮位にあるとゴルジ腱器官からの信号が減るためにアンバランスが起こりやすい．そのために，当該筋のストレッチが効果的であるとしている（Nelsonら，2016）．

■ 文 献

Bentivoglio M (1998) 1898: The Golgi apparatus emerges from nerve cells. Trends Neurosci, 21: 195-200.

Edin BB, et al. (1990) Dynamic response of human muscle spindle afferents to stretch. J Neurophysiol, 63: 1297-1306.

Enoka RM (2002) Neuromechanics of Human Movement. Human Kinetics, 2002.

Gandevia SC, et al. (1990) Voluntary activation of human motor axons in the absence of muscle afferent feedback. The control of the deafferented hand. Brain, 113 (Pt 5): 1563-1581.

Golgi C (1878) Intorno alla distibuzione e terminazione dei nervi nei tendini dell'uomo e di altri vertebrati. Rend R Ist Lomb Sci Lett, B11: 445-453.

彼末一之ほか編 (2011) やさしい生理学 改訂第6版. 南江堂.

Macefield G, et al. (1991) Decline in spindle support to α-motoneurones during sustained voluntary contraction. J Physiol, 440: 497-512.

McNeil CJ, et al. (2011) The reduction in human motoneurone responsiveness during muscle fatigue is not prevented by increased muscle spindle discharge. J Physiol, 589 (Pt 15): 3731-3738.

Mileusnic MP, et al. (2006) Mathematical models of proprioceptors. II. Structure and function of the Golgi tendon organ. J Neurophysiol, 96: 1789-1802.

Nelson NL, et al. (2016) A narrative review of exercise-associated muscle cramps: factors that contribute to neuromuscular fatigue and management implications. Muscle Nerve, 54: 177-185.

Proske U (1997) The mammalian muscle spindle. News Physiol Sci, 12: 37-42.

Proske U (2005) What is the role of muscle receptors in proprioception? Muscle Nerve, 31: 780-787.

Stokes M, et al. (1984) The contribution of reflex inhibition to arthrogenous muscle weakness. Clinical Sci, 67: 7-14.

Suzuki S, et al. (1990) Reduction in recruitment force thresholds in human single motor units by successive voluntary contractions. Exp Brain Res, 82: 227-230.

Thompson C, et al. (2002) Effects of vibration in inline skating on the Hoffman reflex, force, and proprioception. Med Sci Sports Exerc, 34: 2037-2044.

Watanabe T, et al. (2004) Morphological study of the Golgi tendon organ in equine superficial digital flexor tendon. Okajimas Folia Anat Jpn, 81: 33-38.

[川上泰雄]

1章3．エネルギー供給機構からみた疲労

（1）運動遂行に必要なエネルギー源と酸素

1．エネルギー源栄養素の貯蔵形態

　図1は，体内におけるエネルギー源栄養素からの多様なエネルギー供給経路を示している．食事などによって摂取されたエネルギー源栄養素には，糖質，脂質，タンパク質があるが，エネルギー源としてメジャーな栄養素は糖質と脂質であり，タンパク質のエネルギー源としての役割はマイナーである．生体内でのさまざまな化学反応に利用されるエネルギーは，エネルギー源物質であるアデノシン三リン酸（ATP）が，アデノシン二リン酸（ADP）と無機リン酸に分解され供給される．そして，ATPの再合成のために，貯蔵エネルギー源である糖質と脂質が酸化分解される．

　表1は，良好な食事をとっている人の貯蔵エネルギーとそれぞれの量を示している．糖質の体内貯蔵形態は，グルコース（ブドウ糖）が重合したグリコーゲンであり，主として肝臓と骨格筋に貯蔵されている．また，脂肪の貯蔵形態は，グリセロールに脂肪酸が3つ結合したトリグリセリドであり，皮下や内臓周囲の組織を構成する脂肪細胞内に貯蔵されているが，骨格筋内にも筋内脂肪として貯蔵されている．

2．エネルギー源栄養素と酸素利用

　糖質は酸素の存在の有無にかかわらずエネルギー供給が可能であるが，脂質は酸素が存在しないとエネルギー源として利用できない．

　安静状態や歩行のような軽い身体運動（25％$\dot{V}O_2$max）においては，酸素供給が十分であるので体内脂肪が優先的にエネルギー源として利用される．ジョギングのような中等度の運動（65％$\dot{V}O_2$max）においては，酸素の供給が十分であり，脂肪組織から放出される遊離脂肪酸（FFA）に加えて，筋内に貯蔵されている脂肪（トリグリセリド）や糖質（グリコーゲン）も動員される．さらに，ランニングのような高強度の運動（85％$\dot{V}O_2$max）においては，筋グリコーゲンへの依存度が高くなる（図2）．

3. エネルギー供給機構からみた疲労

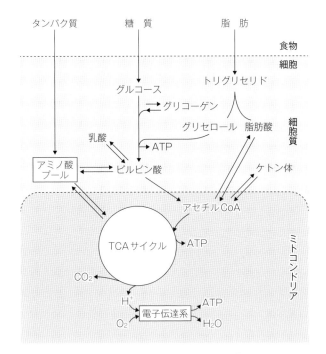

図1 体内におけるエネルギー源栄養素からの多様なエネルギー供給経路 (Wootton, 1988)

表1 良好な食事をとっている人の貯蔵エネルギー (Hultmanら, 1988)

	エネルギー源	濃度 (mmol/kg)	1molあたりのエネルギー量(KJ)	体内の貯蔵エネルギー量(KJ)
炭水化物	筋グリコーゲン	80〜100	2,850	6,400〜8,000
	肝グリコーゲン	300〜500	2,850	1,550〜2,600
	血漿グルコース[*]	5	3,150	190
脂肪	脂肪組織中のTG	—	30,500	275,000
	筋中のTG	10〜15	30,500	8,500〜12,800
	血漿遊離脂肪酸	0.3〜0.6	10,150	9〜18

TG：トリグリセリド（中性脂肪），[*]：mmol／L
やや活動的な体重70kgの男性で，体重の40%（28kg）が筋肉，肝臓重量が1.8kg，血漿容量が3L，脂肪組織が9kgと仮定した．持久性トレーニングを行っている人は，筋グリコーゲン濃度が125〜150mmol/kgで，肝グリコーゲン濃度は400〜700mmol/kgである．

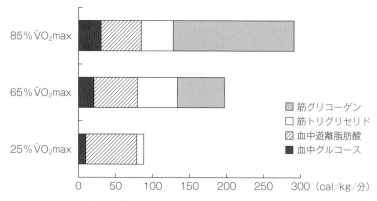

図2　異なる運動強度（%$\dot{V}O_2$max）における利用エネルギー源(Romijnら, 1993)

　生命活動の維持のためには，常にATPをADPから再合成しなければならない．体内の貯蔵エネルギー源は，酸素を利用することによって効率よくATPの再合成に利用される．およそ35億年前に出現したといわれている生物（嫌気性菌）は，酸素が存在しない条件で，糖質を利用した非効率的なATP再合成過程（解糖系）に依存して生存してきた．そして30億年前には，地球上に水の紫外線分解と光合成生物による酸素発生が始まり，藻類により大気へと酸素が供給され続けて，現在の大気の酸素濃度の1％になったのが6億年前であり，さらに10％にまで酸素濃度が上昇したのが4億年前である．このころになると，オゾン層によって太陽の紫外線が吸収され，生物の生存にとって安全になったので，陸上での生活が可能になり，それ以降は陸上の植物も大気中に酸素を放出し，およそ3億年前には現在の大気と同じ酸素濃度（およそ21％）になったと推定されている．

　地球上に酸素が豊富になると，その酸素を利用して非常に効率的にエネルギーを生成する単細胞生物が出現したが，それは約5億年前に他の単細胞生物と融合して，今日ではほとんどすべての細胞内に存在するエネルギー生産器官であるミトコンドリアの原始となり，以後の生物の爆発的進化の誘因となったと考えられている．ミトコンドリアには，TCAサイクルと電子伝達系がセットで組み込まれており，糖質や脂質から酸素を利用して効率的なエネルギー生産を可能にしている．持久性能力の最も高い筋は，年中無休・24時間営業の

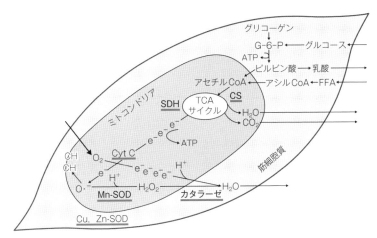

図3 筋細胞内でのエネルギー生産と活性酸素除去のシステム(樋口満作図：中野，1997)

活動をしている心筋であり，ミトコンドリアを高密度で含有している．また，骨格筋では人間が直立二足歩行を獲得したことによって，著しく発達させたヒラメ筋がミトコンドリアを非常に高密度で含有しており，高い持久力を保持していることはよく知られている．

　酸素を利用して効率的にエネルギー生産をするプロセスにおいて，必然的に発生する活性酸素（スーパーオキシドやヒドロキシラジカルなど）は，生体にとって有毒であるが，生物は進化の過程で，活性酸素の障害を防御・修復する抗酸化システム（酵素的：SOD，カタラーゼなど，非酵素的：抗酸化ビタミンなど）を獲得してきた（図3）．また，持久性運動トレーニングによって，酸素摂取能力が向上するのにともなって，酵素的な活性酸素除去機能も向上することが知られている．

　グルコースからピルビン酸を生成する解糖系を経て，乳酸を産生する無酸素性システムでは，1 mol の糖質（グルコース）から 2 mol の ATP が生成されるだけである．しかし，ミトコンドリアに組み込まれた酸素を利用したエネルギー生成システムでは，1 mol の糖質（グルコース）から解糖系で生成されたピルビン酸，そしてアセチル CoA を経て，TCA サイクルに移行し，電子伝達系とリンクすることによって，38 mol の ATP が生成される．また，ミトコンドリアは酸素を利用しながら，脂質から β 酸化によってアセチル CoA を多量に生

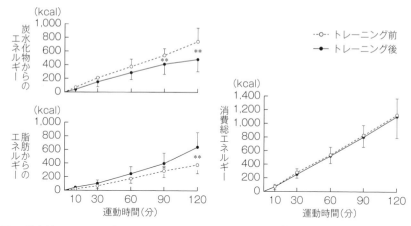

図4 持久性トレーニング前後における同一強度（同レベルの$\dot{V}O_2$）の長時間運動実施中の消費総エネルギー，糖質（炭水化物）および脂質（脂肪）からのエネルギー量
(Holloszy, 1990)

成し，効率的にATP生産を行うことができるシステムも兼ね備えている．ちなみに，1 mol の脂質（パルミチン酸）からは 131 mol のATPが生成される．単位重量あたりでエネルギー生成をみてみると，糖質1gからは約4 kcal，そして脂質1gからは約9 kcalのエネルギーが生産されることになる．

ただし，(非タンパク質呼吸商から) 酸素消費との関連でみると，1 Lの酸素によって，糖質では5.05 kcal，脂質では4.69 kcalのエネルギー生産となっていることから，同じ酸素摂取（消費）レベルでは，糖質のほうが脂質よりも効率的にエネルギーが生産されているといえる．したがって，有酸素性の高強度運動では，高い酸素摂取レベルで貯蔵糖質（主として筋グリコーゲン）を積極的に利用したほうが，脂質を利用するよりもエネルギー生産という視点からみると効率的といえる．

3．持久性トレーニングによるエネルギー源栄養素の利用状況の変化

しかし，長時間（90〜120分）にわたる持久性競技は通常，最大下（70〜80％ $\dot{V}O_2$max）で行われるので，脂質をより積極的に利用して貯蔵糖質である（筋）グリコーゲンの節約を図ることによって，レースの最終盤での急激なスピード低下を防ぎ，ラストスパートに備えることが望ましいと考えられる．図

4に示すように,持久性トレーニングを積むことによって,同一の運動強度(同レベルの$\dot{V}O_2$)において,脂質利用が高進し,糖質(炭水化物)利用が抑制されることが明らかとなっている.それは,貯蔵脂肪を分解し,遊離脂肪酸から多量のアセチルCoAを生成する脂質代謝にかかわる3-ヒドロキシ・アシルCoA脱水素酵素活性の顕著な上昇という適応的応答が起こっているからである.

私たちは,食事から摂取したエネルギー源栄養素である糖質と脂質を体内に貯蔵し,それらを状況に合わせてうまく利用しながら日常生活を送っている.エネルギー源栄養素とともに,ビタミンやミネラルを適正に摂取するバランスのとれた食事は,疲労の予防や軽減,そして生体機能の適正な保持にとって不可欠である.

文献

Holloszy JO(1990)Utilization of fatty acid during exercise, pp319-327. In: Teylor AW, et al. eds., International Series on Sport Sciences vol. 21, Biochemistry of Exercise Ⅶ, Human Kinetics.

Hultman E, et al.(1988)Dietary intake prior to and during exercise, pp132-149. In: Horton ES, et al. eds., Exercise Nutrition, and Energy Metabolism, Macmillian Publishing Company.

石河利寛,竹宮 隆編(1994)持久力の科学.杏林書院.

中野昭一編(1997)図説・運動・スポーツの功と罪.医歯薬出版.

Romijn JA, et al.(1993)Regulation of endogenous fat and carbohydrate metabolism in relation to exercise intensity and duration. Am J Physiol, 265(3 Pt 1): E380-E391.

Wootton S(1988)Nutrition for Sport. Simon & Schuster.

Wootton S著,小林修平監訳(1992)スポーツ指導者のためのスポーツ栄養学.南江堂.

[樋口 満]

1章3．エネルギー供給機構からみた疲労
（2）運動の強度によって変わるエネルギー供給機構

1．無酸素性エネルギー供給量の定量の難しさ

　スポーツ競技中のほとんどの運動では，その運動で消費された骨格筋のATPを再合成するために，ヒトのもつ2つのエネルギー供給機構の両方から，異なる割合でエネルギーが供給されており，どちらのエネルギー供給機構からのみエネルギーを得るという運動はほとんどない．一般的に低い強度の運動では有酸素性エネルギー供給機構が優位で，運動強度が上がれば上がるほど無酸素性エネルギー供給機構からの貢献度が高くなることが知られている．

　有酸素性エネルギー供給系からのエネルギー供給量は，酸素摂取量を実際に測定することにより測定することができるので定量化は容易である．いろいろな運動において，ヒトのもつ2つのエネルギー供給機構がどのような割合で貢献しているかを知るには，無酸素性エネルギー供給量を知る必要がある．しかし無酸素性エネルギー供給系は，筋内で起こっていることであり，外から測定することはできない．そこで直接に，無酸素性エネルギー供給機構から供給されるエネルギー量を評価するには，その生化学的基礎より身体活動前後に活動筋からバイオプシー法を用いて筋を取り出して，グリコーゲンの減少量，乳酸の産生量，クレアチンリン酸の減少量を計ればよいと考えられる．

　しかし，この方法でわかるのは，あくまでの採取した筋の中の濃度（たとえば，筋1gあたりの対象物質の量）である．もし，量を知りたければ，その体積を知らなければならない．たとえば，缶コーヒーに含まれている糖分の量を知るためには，糖の濃度（mg/dL）と体積（dL）を測定し，濃度が5g/dLで体積が2dLなら10gと計算することができる．しかし，身体活動で動員される筋の量（体積）を測定することはほとんど不可能である．最も正確な方法は，身体活動後に，その身体活動で動員されたと推定される筋を全部取り出して，すべての筋の量（体積）と濃度を測定することであるが，これは被験者になるヒトがいなくなるので不可能である．したがって，バイオプシー法は筋活動における筋内の生化学的環境の変化をみるという観点で多くの貢献をしたが，量的

3. エネルギー供給機構からみた疲労

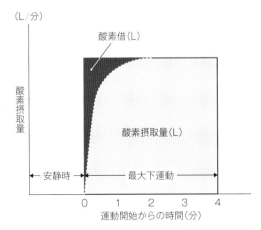

図1　最大下運動中の酸素摂取量の変化と酸素借

に無酸素性エネルギー供給量を定量化することはできない．

2．酸素借

そこで考えられたのが酸素借（oxygen deficit：単位は L あるいは L/kg（体重あたり））である（Krogh ら，1920）．これはとりもなおさず，図1の濃い網掛けの部分である．同一強度の最大下の身体活動を継続して行った場合に，その身体活動中に酸素摂取量を測定し，定常状態の酸素摂取量の不足分（図1の濃い網掛け部分）を，有酸素性エネルギー供給系以外，すなわち無酸素性エネルギー供給系からのエネルギー供給量とし，それを酸素借と定義したものである．したがって，その単位は酸素何リットル（L）ということになり，無酸素性エネルギー供給量を酸素で表示するという何とも，不思議なこととなっている．

たとえば図1の身体活動の場合，定常状態の酸素摂取量が 2.0 L/分であるとすると，4分間の総酸素需要量（図1の全体の四角の面積）は 2.0 L/分×4分で 8.0 L と計算される．一方，この身体活動中に測定された酸素摂取量の総和（総酸素摂取量）が 7.0 L であれば，この身体活動の酸素借は 8.0 L−7.0 L で 1.0 L と計算される．この運動の場合，有酸素性エネルギー供給機構および無酸素性エネルギー供給機構の貢献度は，それぞれ 7.0 L÷8.0 L×100＝87.5 %，

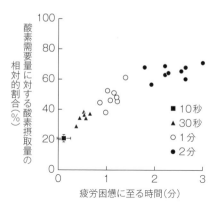

図2　超最大運動の有酸素性エネルギー供給機構の貢献度

$1.0\,L ÷ 8.0\,L × 100 = 12.5\,\%$となり，このような運動は「有酸素性運動」(有酸素性エネルギー供給機構からのエネルギー供給量が多い)である．このような運動の場合，酸素借は運動開始時にしか発生しない．したがって，このような運動を60分間行うと予測れる酸素摂取量(酸素需要量)は$2.0\,L/分 × 60 = 120.0\,L$となり，上記と同様に有酸素性エネルギー供給機構および無酸素性エネルギー供給機構の貢献度は，それぞれ$119.0\,L ÷ 120.0\,L × 100 = 99.25\,\%$，$1.0\,L ÷ 120\,L × 100 = 0.8\,\%$となり，このような運動は「有酸素性運動」(ほとんどのエネルギーを有酸素性エネルギー供給機構から供給されている)といえる．

3．超最大強度の運動強度における有酸素性および無酸素性エネルギー供給機構の貢献度

同様な方法で，より高い強度の運動における有酸素性エネルギー供給機構と無酸素性エネルギー供給機構の貢献度は，それぞれ運動中の酸素摂取量と酸素借の割合(%)で示すことができる．このような運動では，図2のように，30秒程度で疲労困憊に至るような運動(最大酸素摂取量の186%の強度)では，有酸素性エネルギー供給機構の貢献度は約30%，1分程度で疲労困憊に至るような強度(最大酸素摂取量の146%)の運動では約50%，さらに2分程度で疲労困憊に至るような強度(最大酸素摂取量の119%)の運動では，60〜70%となり，運動強度が低くなり，疲労困憊に至る時間が長くなるにつれて有酸素性

エネルギー供給機構の貢献度が高くなる（Medboら，1989）．特に疲労困憊に至る時間が2分程度の運動では，最大酸素借が得られる，つまり無酸素性エネルギー供給系が最大に動員される．したがって，無酸素性エネルギー供給量という観点からは，このような運動は「無酸素性運動」ということもできる．しかし，エネルギー供給系の貢献度という観点からみると，前述したようにこのような運動の少なくとも60％以上の主要な部分は，有酸素性エネルギー供給系から供給されるので「有酸素性運動」とみることもできる．一方，30秒程度で疲労困憊に至る運動でも，有酸素性エネルギー供給系からのエネルギーに30％以上依存している（実に10秒で疲労困憊に至るような運動も10％程度は有酸素性エネルギー供給系からエネルギーが供給されている）．したがって，このような運動も完全な意味で「無酸素性運動」という表現は正しくない．

このように，異なる強度の運動における有酸素性エネルギー供給量を酸素摂取量，無酸素性エネルギー供給量を酸素借として定量し，その割合が明らかになることにより，異なる運動の疲労の機序や，スポーツ競技の競技力向上のためのトレーニングを考えることが可能となる．

文献

Krogh A, Lindhard J (1920) The changes in respiration at the transition from work to rest. J Physiol, 53: 431-437.

Medbo JI, Tabata I (1989) Relative importance of aerobic and anaerobic energy release during short-lasting exhaustive bicycle exercise. J Appl Physiol, 67: 1881-1886.

［田畑　泉］

1章3. エネルギー供給機構からみた疲労

(3) エネルギー源と酸素を補給する循環機能(効率)の低下

1. 運動時循環反応のアクセルとブレーキ

運動時には，筋活動への栄養源や酸素補給のために循環機能を賦活・促進させる必要がある．このアクセルの役割を担うのが次の2つの仕組みである．

1つはセントラルコマンドである．筋収縮のための運動指令が高位中枢からα運動ニューロンへ下行する際，運動指令を反映する情報が延髄の循環中枢(心血管中枢)にも並行して送られる．その送られた情報をセントラルコマンドと呼び，それが循環機能を賦活させるように働く．たとえば，筋弛緩薬で筋を局所麻痺させた人において(図1)，最大努力(100％)の力，また50％や25％の力を発揮するように指示すると，筋収縮が起こらないにもかかわらず，心拍

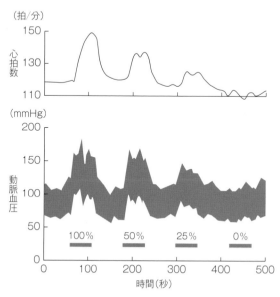

図1 神経筋接合部ブロック(筋麻痺)条件における随意握力発揮時の心拍数と動脈血圧の応答(Gandeviaら，1993より引用改変)
100％，50％，25％，0％は最大努力を100％としている．

3. エネルギー供給機構からみた疲労

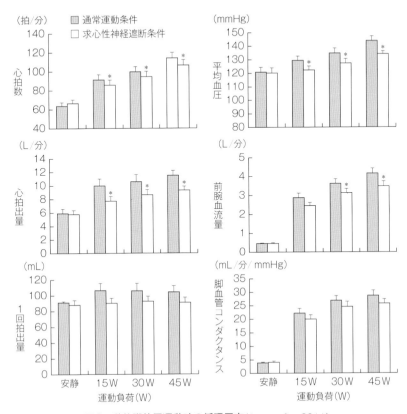

図2 動的脚伸展運動時の循環反応(Amannら, 2011)
＊は条件における平均値間の有意差（p<0.05）. 1回拍出量と脚血管コンダクタンスにおいて分散分析では有意な条件の主効果がみられたが, 平均値間には有意差がない.

数や血圧の上昇が運動努力感に比例することがわかっている．このことはセントラルコマンドだけでも運動内容に合った心拍数や血圧反応を上昇させられることを示している．

　もう1つは活動筋からの反射である．筋収縮中の機械的変化（伸展・収縮，圧力など）や代謝性変化（アデノシン，乳酸，カリウムイオンなど）が循環中枢に伝えられると，それらの情報に基づいて心拍数や血圧が調節されるという仕組みである．この反射における求心路（グループⅢ・Ⅳ感覚神経）を部分遮断してみると，運動時の心拍出量や血圧が遮断前のレベルまで上昇しなくなる

45

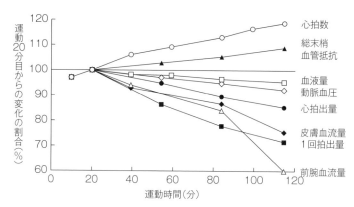

図3 暑熱環境の長時間運動時の循環反応(Coyleら,2001)
35℃の環境下で62～65% $\dot{V}O_2max$ 強度の自転車運動を行っている.

ことが示されている(図2).このことから活動筋からの反射が運動時の循環反応を促進させるように働くことがわかる.

一方,対照的に循環機能を低下させて運動の終了をもたらす,つまり疲労を導くブレーキのような働きがある.以下に長時間運動時に働く循環器系のブレーキ機能について述べる.

2．放熱作用がもたらす心拍出量の低下

運動時に生じたエネルギーの大部分は利用されずに体熱となり,深部体温を上げる.環境温度の影響を受けない体温を深部体温といい,食道温,直腸温,脳温などがその指標である.人では深部体温が40℃前後になると運動の継続が難しい.図3のような暑熱環境下における長時間運動時の20分目においては,皮膚血流量の増大がみられ,放熱作用が始まる.しかし,皮膚血流量が増大すると,皮膚静脈（特に四肢）に大量の血液が貯留しやすくなる.加えて,発汗による体液量（循環血液量）の損失が大きくなると,心臓に戻る血液量（静脈還流量）が低下する.心臓は,静脈還流量に応じて1回拍出量を調整するので(心臓の自己調節),静脈還流量の低下は,40分目以降の運動時にみられるように1回拍出量の低下をもたらす.そしてその低下を補うように,同一負荷強度であるにもかかわらず,心拍数が徐々に上がる.この心拍上昇により,運動時心拍出量(＝心拍数×1回拍出量)はある程度維持されるが,さらに運動

3. エネルギー供給機構からみた疲労

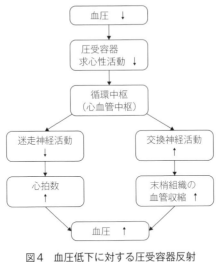

図4　血圧低下に対する圧受容器反射
↓：低下　↑：上昇

が長時間になるとこれだけでは補完できずに心拍出量は徐々に低下する．その結果，活動筋へのエネルギー供給が不十分となり，運動の持続が困難となる．

3．動脈圧反射が強力なブレーキをかける

心拍出量が動脈血圧の生成因子であることから（動脈血圧＝心拍出量×総末梢血管抵抗），心拍出量の低下は動脈圧を下げる．すると，血圧を元に戻そうとする動脈圧反射が作動することになる．

動脈圧反射とは，血圧変動に対して「血圧が下がれば上げる，上がれば下げる」という調節をする仕組みである．血圧が基準値（個人や状況によりその値は異なる）より低下すると，意識には上らないが，血管壁にある圧受容器が血圧の低下を循環中枢へ伝達する．次に循環中枢が血圧を上げようとして，「心拍出量増加のための心拍上昇」と「総末梢血管抵抗上昇のための血管収縮」を同時に引き起こす（図4）．その結果，血圧は元に戻る．逆に血圧が基準値より上がると，その反対の反応が起こる．

図3の運動時（40分目以降）においても，動脈圧反射により，血圧低下とともに心拍数と総末梢血管抵抗が上昇し，皮膚血流量や前腕血流量の低下（つ

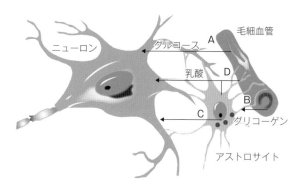

図5 脳エネルギー代謝(Dalsgaard, 2006より引用改変)
A：通常のグルコースの供給経路，B：毛細血管からアストロサイトを経由してグルコースがニューロンに供給される．またグリコーゲンとなって貯蔵される．C：アストロサイトのグリコーゲンが分解されてニューロンに供給される．D：毛細血管から乳酸がニューロンやアストロサイトに運搬される．

まり末梢血管の収縮）が生じていることがわかる．そして運動終了前（80～120分）になると，動脈圧反射がより強力に働き，皮膚血流量と前腕血流量が著しく減少させられている．この反射の結果，運動持続のために必要な放熱作用は阻害されるが，心臓や脳に血液が送れないといった危険な血圧低下（循環破綻）は回避されているといえる．このように，動脈圧反射は体温調節よりも生命維持を優先させる安全装置の役割を果たすが，運動の終了を導く強力なブレーキとなる．

4．過剰換気が脳循環機能を低下させる

心拍出量や血圧の低下だけでなく，運動終了（疲労）に近づくと，呼吸は激しくなり換気量が急増する．この過剰換気が脳血流量の低下，そして疲労をもたらすことになる．運動時の換気亢進は，筋活動により生成された血中のCO_2やH^+イオン等を体外に放出しようとする末梢性化学受容器反射によって起こる．しかし，運動時の過剰換気は必要以上にCO_2を排出するため，動脈血CO_2濃度が安静時値よりも低くなる．脳血管は動脈血CO_2によって鋭敏に調節されるので，過剰換気によるCO_2濃度の低下は，脳血流量を低下させることになる．そして脳血流量の低下が脳温の上昇，脳機能の低下（中枢性疲労），ひいては運動を終了させるブレーキになると考えられる．

5. 脳血流低下が脳エネルギー不足につながる

　脳の毛細血管は簡単に物質を通さない構造をもち，脳を毒性物質から守る役割を担っている（血液‐脳関門）．このため，インパルスを伝えるニューロンへの栄養は，毛細血管と神経を繋ぐアストロサイト（グリア細胞の一種）を介して送られることが多い（図5）．神経のエネルギー源はこれまで，グルコース（血糖）とされてきたが，最近では乳酸も利用されることがわかっている．またアストロサイトでは，取り込んだ乳酸やグルコースを脳グリコーゲンとしていったん貯蔵し，その後必要に応じて分解しニューロンへ提供すると考えられている．このため筋グリコーゲンと同様に，アストロサイト内の脳グリコーゲン量が低下すると中枢性疲労を招く可能性が高い．このように，脳血流量の低下は脳へのエネルギー供給不足につながり，運動を終了させるブレーキになると考えられる．

文　献

Amann M, et al.（2011）On the contribution of group III and IV muscle afferents to the circulatory response to rhythmic exercise in humans. J Physiol, 589: 3855-3866.

Coyle EF, et al.（2001）Cardiovascular drift during prolonged exercise: new perspectives. Exerc Sport Sci Rev, 29: 88-92.

Dalsgaard MK（2006）Fuelling cerebral activity in exercising man. J Cereb Blood Flow Metab, 26: 731-750.

Gandevia SC, et al.（1993）Respiratory sensations, cardiovascular control kinaesthesia and transcranial stimulation during paralysis in humans. J Physiol, 470: 85-107.

［定本朋子］

1章3．エネルギー供給機構からみた疲労

（4）ある物質の蓄積や枯渇で疲労が起こるのか

1．疲労は単純ではない

　ここではあるものが溜まるから，ということだけで疲労が説明できるのかという観点で述べたい．と書くからには，答えを先にいってしまえば，簡単にこれが溜まったから疲労する，というような説明はできないということである．またここで扱うのは主として運動時のことである．運動時の疲労とは，意図しても力が出せなくなるとか，維持できなくなることとする．そしてまず大切なことは，疲労といっても条件によってさまざまであるということを忘れないことである．

　運動は代謝が大きく高まった状態である．そして，運動時に代謝が高まって増えたり減ったりするものは多岐にわたる．その中でこれが疲労の原因，といったことが簡単に断定できるのではないというのは，すぐに想像のつくことであろう（八田，2017）．一方安静時の疲労は，代謝が高まらない状態での疲労であるから，運動時の疲労とは異なる状況である．また運動に関しても運動時，運動直後，運動1日後は異なる状況であるから，同一には扱えない点も多い．

　そして端的にいって，疲労とはさまざまな条件で，さまざまな要因によって引き起こされるものである．科学が進めば物事が何でもよくわかっていくのでは必ずしもなく，逆に科学が進めば進むほど多くの要因が疲労に関係することがわかって，ますます疲労の原因がわからなくなる，と著者は考えている．

2．乳酸から疲労は考えられるのか

　何かが溜まって疲労するとなると，これまで最もよくいわれてきたのは間違いなく乳酸であろう．「疲れた，乳酸が溜まった」といった表現が一般に使われたり，陸上競技選手が「乳酸地獄」といったことを口にしたりする．健康情報では，ある食品が乳酸を対処して疲労回復といったことを目にすることもある．これらは科学的に誤りである．実際には，乳酸は身体を疲労させるというよりも，疲労を防ごうとしてできると考えたほうがよい（八田，2017）．乳酸

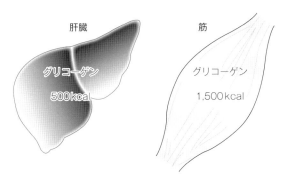

図1　グリコーゲンの貯蔵量は多くはない

は疲労を防ぐものであるから,乳酸ができなくなるとますます疲労するというのが,乳酸についての新しい説明である.

ここで乳酸とは,端的にいえば糖が完全に利用される途中でできるエネルギー基質である.身体の生きるエネルギーは,基本的には糖か脂肪を分解して,ミトコンドリアで酸素も使ってATPの形にして得られている.糖は水に溶け使いやすい運動時の主たるエネルギー源である.しかし身体に貯められている糖は,グリコーゲンの形で筋肉と肝臓を中心に500 g程度の少量しかないので,すぐに減ってしまう(図1).マラソンの30 kmの壁といわれるような後半の失速には,糖の量が減ることが大きく関係している.

そして乳酸は糖を分解する途中で,分解と利用とのバランスでできるものである.すなわち運動を開始したり,強度を上げたりした際には糖の分解が過剰に起きてしまうことが多い.そこで糖を分解し利用する途中で,流れがだぶついて余ってしまうとできるのが乳酸である.ということは,乳酸はいずれ使われるエネルギー源であって老廃物ではない.

3．無酸素性運動はあり得ない

これまでよく言われたのは,乳酸ができるのは酸素がなくなる状態を意味していて,乳酸ができる運動は無酸素性運動ということであった.しかしこれは誤りである.運動しているときには必ず心臓が動いて酸素が取り込まれ,筋肉に送られて利用されている.どんな強度の高い運動でも,体内が無酸素になるということはあり得ない.乳酸ができるのは酸素がないからではなく,酸素は

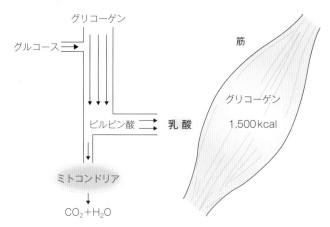

図2 ミトコンドリアは働いていても糖分解が高まることで乳酸ができる

あってミトコンドリアが働いているが,ミトコンドリアでの利用量以上に糖が分解されるからである.糖の分解は非常に素早く反応できるので,運動開始時や強度を上げたときなどに高まりやすい.ミトコンドリアの反応はそれに比べれば遅いので,分解と利用とがマッチしないことがある.そこで糖を利用する途中で乳酸ができるのである(図2).

400 m走は,無酸素性運動の極致かのようにいわれることがある.しかし実際には,こうした高強度運動ではスタートからすぐに糖分解が高まる.一方ミトコンドリアでの酸化反応が高まるのはこれよりは少し遅い.そこで400 m走の前半では多く乳酸ができる.一方で高まった糖分解は長続きせず,400 m走の300 m程度になると糖分解は低下した状態となり,それで最後の100 mを走ることになる.ということは,最後の100 mのATPは,ミトコンドリアでの酸化反応で得るしかなくなる.したがって400 m走の終盤は無酸素性運動の極致どころか,酸素を使って走るしかない有酸素性運動になる.

このように400 m走の乳酸産生は,最初が大きく後半はかなり低下する.ところが,400 m走の速度は,50 mあたりから一定に近く低下していくことが普通であり前半に大きくできる乳酸産生と一定に落ち続ける速度低下の変化パターンは一致しない(図3).したがって,短距離走でも乳酸が溜まって疲れるのではない(八田,2016).

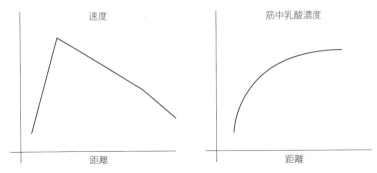

図3 400m走で乳酸産生は最初が多く後半は低下する．速度は一定に近く落ち続け，乳酸産生パターンとは一致しない．

4．乳酸は疲労を防ぐシグナル因子

　このように乳酸は糖の分解と利用の差を調整して，いずれ利用されるエネルギー源である．筋肉，心筋，また脳でも使われている．脳も乳酸を利用し，乳酸を利用することが脳の機能にも関係することが示唆されている．糖は運動時に最も利用されるエネルギー源であり，一方で量が多くはないので，その糖の分解と利用を調整することは大変重要である．乳酸は糖の利用を調節し，使われるエネルギー源であるから，乳酸ができることが疲労を防ぐ1つの方法といえる．また後述するが，運動時に筋肉からカリウムが漏れ出すことは，筋収縮を低下させ疲労の原因となる．そして乳酸はこのカリウム漏れ出しによる筋収縮低下を抑える働きがある．乳酸が筋収縮自体を高めることも報告されている．このように乳酸は疲労を防ぐものである（八田，2017）．

　また近年，乳酸によってミトコンドリアが増え，毛細血管が増え，遺伝子発現が高まる等，多くの適応が生じることが示されている（八田，2016）．著者は，乳酸とは糖の保存と利用についてのインディケーターであると考えている．すなわち糖は運動の主たるエネルギー源であり，また脳の主たるエネルギーであり，生きていくうえで欠くべからざるものである．しかし糖の量は多くはない．乳酸が多くできるということは，糖が多く分解されて減ったということであるから，乳酸が多くできると今後体内で糖が減りにくくするような適応として，ミトコンドリアや毛細血管が増えるような適応を起こして，糖を減りにくくさせていくようになり，乳酸も減っていくのではないか，と著者は考えている．

1章 理論的背景

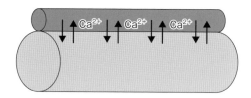

図4 筋小胞体からのカルシウムの出入りが筋収縮に必須

5．糖が減れば乳酸が減って疲労

　糖は運動の主たるエネルギー源でありながら，貯蔵量は多くはない．そのことは運動の疲労に大きく関係している．前述のようにマラソンの30 kmの壁というような後半の失速も，貯蔵糖である筋グリコーゲンの低下が大きな要因の1つになる．またサッカーは1試合で走る距離が10 kmちょっとなので，マラソンほどにはならないが，ダッシュが多いのである程度の筋グリコーゲンの低下は起こる．多くの球技はダッシュの繰り返される長時間運動であるから同様であり，ある程度の筋グリコーゲンの低下がゲーム終盤になると起こってくる．

　ここで筋肉は筋線維の束で，筋線維は筋原線維の束である．その筋原線維を筋小胞体が取り囲み，ここからカルシウムが出入りすることが筋収縮に必須である（図4）．そしてこのカルシウムの出入りは，ATPの必要な反応であり，そのエネルギー源としてはグリコーゲンに大きく依存している．そこで筋グリコーゲンが減ってくると，筋収縮に必須のカルシウムの出入りが悪くなり，そのことで筋収縮自体が悪くなりダッシュもできにくくなる．

　一方筋グリコーゲンは乳酸の主原料でもある．筋グリコーゲン濃度と乳酸産生量とは関係が深く，グリコーゲンが低下すれば乳酸もできなくなる（図5）．したがって，たとえばマラソンの終盤は疲労の極致，といった状況になるが，糖が減っているので乳酸はあまりできていない．サッカーでも後半になるほど乳酸は減りながら疲労していく．このことはまさに乳酸が溜まるから疲労するのではなく，乳酸ができなくなるから疲労するのである．これらのことから，著者はたとえてみれば乳酸と疲労は火事と消防車の関係と説明している．火事が大きいので消防車がたくさん集まるのであって，消防車が多いから火事が大きくなるわけではない．

3. エネルギー供給機構からみた疲労

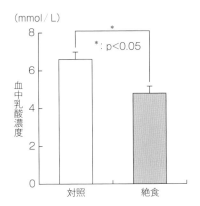

図5 マウスに一晩絶食させて同じ運動をさせると，糖が減っているので血中乳酸濃度が下がる

6. カリウムとナトリウム

ではグリコーゲンと乳酸以外に，疲労に関係すると考えられる運動で，筋での濃度が変化するものには何があるだろうか（Allen ら，2008）．まず前述のようにカリウムも疲労の原因となる．筋内に限らず細胞内はカリウムが多く，細胞外にはナトリウムが多い．自然に逆らってエネルギーを使ってこの状態を作っている．このイオン差があるために，神経信号が来るとチャネルがあいて一気にイオンの濃度差が変化し，これによって神経信号が伝わることになる．ところがこの状態は自然な状態ではなく，カリウムが漏れ出しナトリウムが入り込むのを，常にエネルギーを使って元に戻している．安静時にはよいが強度の高い運動では，筋に物理的刺激もかかりカリウムとナトリウムの制御が間に合わなくなり，どんどんカリウムが漏れ出しナトリウムが入り込んでいってしまうことになる．このことで筋収縮が悪くなることは，運動時の疲労の大きな原因の1つとなる．さらに前述のように乳酸にはこのカリウムの漏れ出しによる筋収縮低下を抑える働きがある．

7. リン酸その他多くの要因

ATPが利用されればADPとリン酸（無機リン酸）になる．ATPの貯めともいえるクレアチンリン酸が使われれば，クレアチンとリン酸になる．高強度運動では，ATPやクレアチンリン酸を多く使うので，リン酸が多くできること

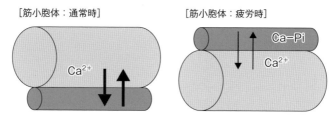

図6 カルシウムの出入りが悪くなると，筋収縮が低下する．その原因にリン酸の蓄積，グリコーゲンの低下等がある．

になる．そしてリン酸も筋収縮に影響し，運動時の疲労の原因となる．その理由はリン酸がカルシウムと結合するからである．前述のように筋収縮時には筋小胞体からカルシウムが出入りすることが必須である．そしてリン酸はこのカルシウムと結合してしまうので，カルシウムの働きが悪くなってしまう（図6）．したがってクレアチンリン酸を多く使うような高強度運動では，このことで筋収縮が悪くなり疲労することになる（図7）．ただしこのカルシウムとリン酸の結合は緩いものであり，ATPやクレアチンリン酸が再合成されてリン酸濃度が低下すれば，すぐに元に戻ることである．同様に運動で多く産生される活性酸素も，カルシウムの働きを阻害すると考えられている．したがって，筋収縮に必須のカルシウムの働きが，グリコーゲンの低下，リン酸の蓄積，活性酸素の産生などで阻害されることが，運動疲労の有力な原因となる．

8．悪者-正義の味方の図式ではない

これまで述べてきたように，多くの要因が関連して運動時の疲労が起きている，とするのが妥当である．ある特定物質の蓄積のみで語れることではない．ここでは取り上げていない，その他の多くの要因が考えられる．また運動時の疲労は何かが蓄積するというだけでなく，産生可能エネルギー量自体の低下も関係している．疲労を考える際には場合分けして，短時間の高強度運動，長時間運動，球技といった運動，また運動中，運動直後，運動翌日を区別して考えることが必要である．このように疲労は複合的な現象である．乳酸が溜まったということだけで語れるようなことではない．ましてや乳酸は疲労を起こすどころか，疲労を防ぐと考えたほうがよい．

最近は活性酸素が乳酸のように悪者の代表としてよく取り上げられている．

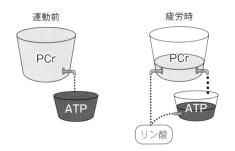

図7　高強度運動でクレアチンリン酸（PCr）がなくなり，リン酸が増えて疲労する

確かに活性酸素は疲労の1原因となり得るが，一方で活性酸素はなければないほどよいのでもない．たとえば白血球は活性酸素を利用しているし，活性酸素はトレーニング効果を起こす要因でもある．健康情報では，これが悪者でそれを退治する正義の味方といった図式を取ることが多い．しかし多くの場合，適度にあることが必要なものが，ありすぎたり減ることが疲労などの原因になるのである．悪者-正義の味方といった単純な図式だけで疲労が決まっているわけではない．

文献

Allen DG, et al.（2008）Skeletal muscle fatigue: cellular mechanisms. Physiol Rev, 88: 287-332.
八田秀雄編著（2016）乳酸をどう活かすかII．杏林書院．
八田秀雄（2017）乳酸サイエンス-エネルギー代謝と運動生理学-．市村出版．

[八田秀雄]

1章4. 効果をもたらす運動強度

(1) 運動強度の判断基準

1. エアロビックエクササイズの運動強度

　エアロビックエクササイズをする際の運動強度には，客観的な強度と主観的な強度があり，さらに客観的な強度には物理的な強度と生理的な強度がある（宮下，2016）．客観的な強度のうち物理的な強度としては，走るスピード（km／時）や自転車のペダル負荷の大きさ（W）などがある．一方，生理的な強度としては，運動中の心拍数（拍／分）や酸素摂取量（mL／kg／分）などがある．安静時のエネルギー消費量を1として，その何倍のエネルギー消費量であるかで運動強度を示すメッツ（METs）も生理的な強度指標の1つである．

　運動処方を提示する際には，生理的な強度を基準に運動強度が示されることが多い．大きく分けて，最大運動時の心拍数（最高心拍数，maximal heart rate：HRmax）や酸素摂取量（最大酸素摂取量，maximal oxygen uptake：$\dot{V}O_2$max）に対する割合で強度を示すものと，最大運動時の生理指標と安静時の生理指標の差から予備能力を算出し，その割合で示すものとがある．前者としては，％HRmax，％$\dot{V}O_2$max，％METmaxがその代表的なものであり，後者としては％HRR（heart rate reserve），％$\dot{V}O_2$R（oxygen uptake reserve）などがある（Garberら，2011）．それぞれ算出式は表1のとおりである．

　運動強度を表す主観的な手法としてよく用いられているのがBorgの主観的運動強度（rating of perceived exertion：RPE）スケールである（表2）．現在行っている運動に対する本人の努力感を数字で表したもので，6から20までの整数値に対し，「非常に楽である」から「非常にきつい」といった感覚が対応付けられている．日本国内では日本語版のものが用いられている（小野寺ら，1976）．また，0から10までの整数値に対し，主観的運動強度を対応させたOMNIスケールが用いられることもある．OMNIスケールは，ランニング，自転車こぎ運動などの種目ごとに用意されており，使われている感覚を表す言葉は基本的に同じであるが，スケール中に描かれている絵がその種目を表すものとなっている．レジスタンストレーニング用のものもある．

4. 効果をもたらす運動強度

表1 エアロビックエクササイズの運動強度の算出方法

- %HRmax法：目標心拍数＝HRmax×運動強度(%)/100
  最高心拍数（HRmax）に対し，目標とする強度がどの程度であるかを示すもの．たとえば，HRmaxの75%を目標とする運動強度とする場合，それを75%HRmaxと示したり，実際に心拍数値として示したりする．HRmaxが200拍/分の人の場合，75%HRmaxに相当する心拍数（目標心拍数）は200拍/分×0.75＝150拍/分となる．HRmaxは実測値を用いる場合と，推定値を用いる場合とがある．推定式としては220－年齢が代表的であるが，他の推定式も提示されている．

- %$\dot{V}O_2$max法：目標$\dot{V}O_2$＝$\dot{V}O_2$max×運動強度(%)/100
  最大酸素摂取量（$\dot{V}O_2$max）に対し，目標とする強度がどの程度であるかを示すもの．用い方は%HRmaxと同じ．

- %METmax法：目標MET＝$\dot{V}O_2$max/3.5×運動強度(%)/100
  1METが$\dot{V}O_2$＝3.5mL/kg/分であることを利用して，$\dot{V}O_2$maxが何METsに相当するかを換算し，目標とする強度がどの程度であるかを示すもの．用い方は%HRmaxと同じ．

- %HRR法（カルボーネン法）：目標心拍数＝[(HRmax－HRrest)×運動強度(%)/100]＋HRrest
  最高心拍数（HRmax）と安静時心拍数（HRrest）の差（heart rate reserve：HRR）に対し，目標とする強度がどの程度であるかを示すもの．用い方は%HRmaxと同じ．

- %$\dot{V}O_2$R法：目標$\dot{V}O_2$＝[($\dot{V}O_2$max－$\dot{V}O_2$rest)×運動強度(%)/100]＋$\dot{V}O_2$rest
  最大酸素摂取量（$\dot{V}O_2$max）と安静時酸素摂取量（$\dot{V}O_2$rest）の差（oxygen uptake reserve：$\dot{V}O_2$R）に対し，目標とする強度がどの程度であるかを示すもの．用い方は%HRRと同じ．

表2 BorgのRPEスケール(小野寺ら，1976)

	日本語	英　語
20		
19	非常にきつい	very very hard
18		
17	かなりきつい	very hard
16		
15	きつい	hard
14		
13	ややきつい	somewhat hard
12		
11	楽である	fairly light
10		
9	かなり楽である	very light
8		
7	非常に楽である	very very light
6		

2．無酸素性作業閾値

　運動の強度が弱い時点では，有酸素性エネルギー代謝のみで運動が遂行されているが，運動強度が高くなると有酸素性代謝のみではエネルギー供給が不十分となり，無酸素性代謝も動員されるようになる．この無酸素性代謝が動員され始めた時点の運動強度を無酸素性作業閾値（anaerobic threshold：AT）という．

　無酸素性代謝の過程では乳酸が発生するが，この無酸素性作業閾値よりも高い運動強度では，血中乳酸濃度が急激に上昇する（図1）．そのため，無酸素性作業閾値の指標の1つとして，血中乳酸濃度が急激に上昇し始める時点である乳酸性作業閾値（lactate threshold：LT）を用いることがある．その測定のためには，数段階（少なくとも4から5段階）の負荷で運動を実施し，そのときの血中乳酸濃度を測定するという乳酸カーブテストを行う．負荷と血中乳酸値のプロット（乳酸カーブ）からLTを推定する．また，血中乳酸濃度が4 mmol/Lに相当する運動強度をOBLA（onset of blood lactate accumulation）といって推定することもある．LTやOBLAを超える強度では，無酸素性代謝の割合が高く，マラソンのような数時間の運動を持続することが難しい．そのため特に競技選手などでは，これらの強度を指標にトレーニングを実施することがある．

　運動強度が高くなるにつれて換気量も増加するが，無酸素性代謝が増加しはじめる無酸素性作業閾値付近では，換気量の急激な亢進がみられる（図1）．この急激に増加しはじめる時点の運動強度を換気性作業閾値（ventilatory threshold：VT）といい，無酸素性作業閾値を表す指標の1つとして用いられている．LTが血中乳酸濃度に着目した指標であるのに対し，VTは換気量に着目した指標である．

3．レジスタンスエクササイズの運動強度

　レジスタンスエクササイズを行う際には，1回だけ動作を遂行することのできる最大の重さ（one repetition maximum：1 RM）を基準に負荷値を設定することが多い．体力レベルや普段のトレーニング実施状況などに応じて，1 RMの何％の負荷を設定するかの指針が提示されている（Garberら，2011）．たとえば1 RMの70％の負荷の場合には，70％1 RMと表記される．

4．効果をもたらす運動強度

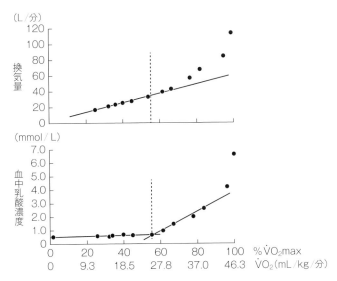

図1　乳酸性作業閾値と換気性作業閾値（Ivyら（1980）より引用改変）

　先述したOMNIスケールでレジスタンスエクササイズ中の主観的な運動強度を評価することもできる．エアロビックエクササイズ用のものと同様，0から10までの整数値に対して主観的運動強度が対応づけされており，バーベルを持った重り負荷用の絵柄のものと，エラスティックバンド用の絵柄のものがある．

文　献

Garber CE, et al.（2011）Quantity and quality of exercise for developing and maintaining cardiorespiratory, musculoskeletal, and neuromotor fitness in apparently healthy adults: guidance for prescribing exercise. Med Sci Sports Exerc, 43: 1334–1359.
Ivy JL, et al.（1980）Muscle respiratory capacity and fiber type as determinants of the lactate threshold. J Appl Physiol, 48: 523–527.
宮下充正（2016）トレーニングは酸素不足との戦いである－2020東京オリンピック・パラリンピックへむけた最新のトレーニング理論－．編集工房ソシエタス．
小野寺孝一ほか（1976）全身持久性運動における主観的強度と客観的強度の対応性－Rating of perceived exertionの観点から－．体育学研究，21：191–203.

［福崎千穂］

1章4. 効果をもたらす運動強度

（2）過労を引き起こさない適度な運動強度と継続時間

　スポーツパフォーマンスの向上や健康・体力の改善を目指して運動を実践しても，運動強度が軽すぎては十分な効果が得られない．一方で，運動強度が強すぎても，疲労が蓄積したり，オーバートレーニングとなり，パフォーマンスの低下や疾患の発症を引き起こす可能性がある．アメリカスポーツ医学会が提唱している，健康・体力の維持向上のために適切な運動強度と継続時間は下記のとおりである（Garberら，2011）．

1．適度なエアロビックエクササイズの運動強度と継続時間
　エアロビックエクササイズの効果としては，持久的体力の向上に加え，体重の適性な維持と疾患発症リスクの低下（冠動脈性心疾患，脳卒中，2型糖尿病，何種類かのがん，高血圧症，脂質異常症など），抑うつ障害や不安神経症の改善，QOL（quality of life）の改善，認知機能の改善や認知症リスクの低下などが知られている．
　これらの効果を得るために推奨されているエアロビックエクササイズの強度，継続時間，頻度は，1日30〜60分間の中強度の運動を週5日以上（週150分間以上），あるいは1日20〜60分間の高強度の運動を週3日以上（週75分間以上），あるいは中強度と高強度の運動を合わせて週3〜5日以上（エネルギー消費量が週500〜1,000 MET×分以上）である．これまでに座りがちな生活を送っていた人では，1日20分未満（週150分未満）の運動でも効果があるといわれている．前項で述べたそれぞれの指標において，中強度あるいは高強度がどの程度であるかについては，表1に示すとおりである．
　高強度と中強度の運動強度の違いによる効果の違いについては，高強度の運動で効果が高いという報告がある．総エネルギー消費量を同じにして，高強度でのエアロビックエクササイズの効果と，中強度のエアロビックエクササイズの効果を比較すると，死亡リスクや脳血管疾患の発症リスクは高強度運動でより低下するといった報告（Haskellら，2007）や，最大酸素摂取量は高強度運

4. 効果をもたらす運動強度

表1 エアロビックエクササイズの運動強度(Garberら(2011)より引用改変)

	相対強度			絶対強度	年齢による絶対強度(METs)		
	%HRR, %$\dot{V}O_2R$	%HRmax	%$\dot{V}O_2$max	METs	若年者 (20-39歳)	中年者 (40-64歳)	高齢者 (≥65歳)
超低強度	<30	<57	<37	<2	<2.4	<2.0	<1.6
低強度	30-39	57-63	37-45	2.0-2.9	2.4-4.7	2.0-3.9	1.6-3.1
中強度	40-59	64-76	46-63	3.0-5.9	4.8-7.1	4.0-5.9	3.2-4.7
高強度	60-89	77-95	64-90	6.0-8.7	7.2-10.1	6.0-8.4	4.8-6.7
ほぼ最大努力~最大努力	≥90	≥96	≥91	≥8.8	≥10.2	≥8.5	≥6.8

動でより増加したという報告(Swain,2005),インスリン感受性は高強度運動のみで改善したとの報告(DiPietroら,2006)がある.効果の得られる運動継続時間については,通勤時間等を使って,1回10分以上の中強度の運動を何回か実施し,1日30分以上に達するという断続的な方法でもよいとも推奨されている.

2. 適度なレジスタンスエクササイズの運動強度と継続時間

筋量が増加し,筋力が高くなることがレジスタンスエクササイズの主たる効果であるが,代謝性心血管系疾患のリスクの低下やメタボリックシンドロームの予防と改善,骨量の増加といった効果も確認されている.これらの効果を得るために適度なレジスタンスエクササイズの強度としては,一般的に1RM(repetition maximum)の60~80%が推奨されている.トレーニングの初心者や中級者では60~70%1RM(中強度から高強度),トレーニング経験を積んだ人では80%1RM以上(高強度から超高強度)の強度が薦められており,これらの負荷に対し,8~12回の繰り返しを1セットとし,筋群ごとに週2~4セット実施するのがよいといわれている.高齢者や座位仕事が多い人で,これからトレーニングを始めようとする人では40~50%1RM(超低強度~低強度)でのトレーニング強度で,繰り返し回数を多く(たとえば10~20回)実施するのがよいとされている.セット間のインターバルについては,一般に2~3分とるのが効果的である.また,トレーニングに対する細胞レベルでの適応を促し,筋肥大を生じるためには,トレーニング間は48~72時間あけるのがよいとされている.一方,筋持久力の向上をめざすなら,低強度から中強度(たとえば50%1RM未満)で15~25回の繰り返しを実施するのがよいといわれている.

表2 ヨーロッパスポーツ科学会とアメリカスポーツ医学会のオーバートレーニングに関する定義

用　語	解　説	回復に要する時間
機能性オーバーリーチング（短期的オーバーリーチング）	トレーニング負荷を増加させたことにより，一時的にパフォーマンスが低下するが，重度の心理的症状やその他の好ましくない症状はない．回復後にはパフォーマンスは上昇する．	数日から数週間
非機能性オーバーリーチング（長期的オーバーリーチング）	トレーニングとレストとのバランスが崩れると，より長期間パフォーマンスが低下する．初期には，パフォーマンス低下，心理的動揺（活力の低下，疲労感の増大），ホルモン異常といったトレーニングを継続するのが困難な状況が生じる．栄養不足，疾病（最もよくみられるのは上気道感染症），心理社会的ストレス（仕事，チーム，コーチ，家族が関連したもの），睡眠障害なども生じている可能性がある．	数週間から数カ月
オーバートレーニング症候群	非機能性オーバーリーチングとの区別は難しいが，上記症状が「長期化」するとオーバートレーニング症候群と判断される．	数カ月以上

（Meeusenら，2013より作表）

3．オーバートレーニングを予防する

　適切なトレーニングが行われている場合には，トレーニング後に急性な疲労が生じても，その後に生体に望ましい適応が生じ，パフォーマンスの向上につながる．一方，トレーニングと回復とのバランスが崩れ，身体が重く疲れがなかなか抜けなかったり，気分が沈みがちになったり，パフォーマンスが低下したりする状態は，オーバーリーチング（overreaching）あるいはオーバートレーニング（overtraining）となっていることが考えられる．

　Kreiderら（1998）の定義によると，オーバーリーチングとは，トレーニングによりパフォーマンスが短期間低下しているが，数日から数週間で回復する状態のことをいう．生理的，心理的に機能が低下した症状をともなうこともあるし，ともなわないこともある．一方オーバートレーニングとは，トレーニングによりパフォーマンスが長期にわたり低下した状態で，回復には数週間から数カ月もかかることもある．オーバーリーチングと同様，生理的，心理的に機能が低下した症状をともなうこともあるし，ともなわないこともある，とされている．その後，ヨーロッパスポーツ科学会とアメリカスポーツ医学会がオーバートレーニングに関する共同声明（2013）を発表し，表2のように定義した．そこでは，オーバーリーチングが，回復の早い機能性オーバーリーチング（functional overreaching）と，回復にやや時間のかかる非機能性オーバーリーチング（nonfunctional overreaching）とに分けられている．

先述したような指針を超えてトレーニングを実施した場合には，オーバーリーチングあるいはオーバートレーニングとなる可能性が高い．また指針はあくまでも指針であり，個々人の身体状況によっては，指針の範囲内でのトレーニングでもオーバーリーチングやオーバートレーニングとなる可能性がある．オーバーリーチングやオーバートレーニングによって生理的，心理的機能が低下し，疲労骨折のような骨・関節疾患を生じてしまっては，スポーツのパフォーマンスも健康状態も害してしまうこととなる．レジスタンストレーニングについては，オーバートレーニングを予防する意味でも，先述した「トレーニング間は48〜72時間あけるのがよい」という目安が提示されている．一方，ランニングなどのエアロビックな運動ではそのような具体的な目安はなく，さまざまな生理指標でオーバートレーニングをモニタリングする方法は提案されているものの，「体の痛みや体調の変化を気にする」=「体の声に耳を傾ける」が個々人が簡便に実施できる効果的な予防法とされている（Nadelen, 2016）．

文　献

DiPietro L, et al.（2006）Exercise and improved insulin sensitivity in older women: evidence of the enduring benefits of higher intensity training. J Appl Physiol, 100: 142–149.

Garber CE, et al.（2011）Quantity and quality of exercise for developing and maintaining cardiorespiratory, musculoskeletal, and neuromotor fitness in apparently healthy adults: guidance for prescribing exercise. Med Sci Sports Exerc, 43: 1334–1359.

Haskell WL, et al.（2007）Physical activity and public health: updated recommendation for adults from the American College of Sports Medicine and the American Heart Association. Med Sci Sports Exerc, 39: 1423–1434.

Kreider R, et al.（1998）Overtraining in sport: terms, definitions, and prevalence, ppVII–IX. In: Kreidr R, et al. eds., Overtraining in Sport. Human Kinetics.

Meeusen R, et al.（2013）Prevention, diagnosis, and treatment of the overtraining syndrome: joint consensus statement of the European College of Sport Science and the American College of Sports Medicine. Med Sci Sports Exerc, 45: 186–205.

Nadelen MD（2016）Basic injury prevention concepts. American College of Sports Medicine Public Information．http://www.acsm.org/public-information/articles/2016/10/07/basic-injury-prevention-concepts（参照日：2017年4月18日）

Swain DP（2005）Moderate or vigorous intensity exercise: which is better for improving aerobic fitness? Prev Cardiol, 8: 55–58.

［福崎千穂］

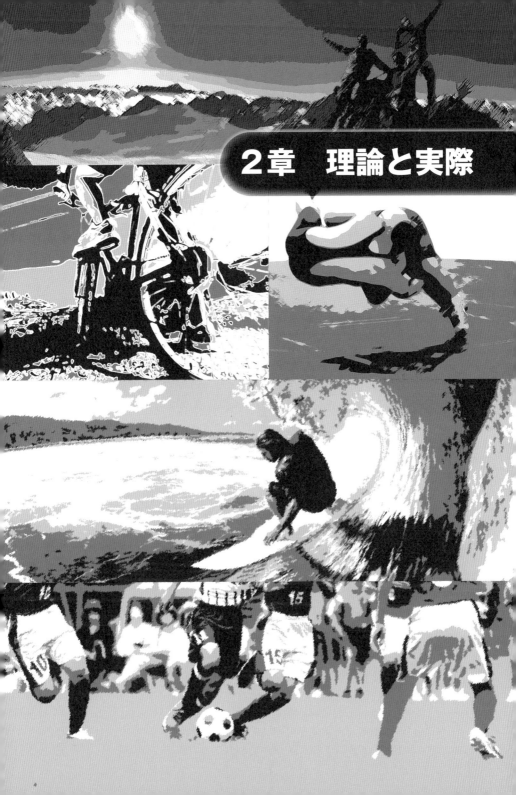

2章1. 疲労を感じる程度の身体運動がトレーニング効果をもたらす

(1) 全身持久性能力

「オーバーロード（過負荷）の原則」というトレーニングの大原則がある．トレーニングは自分の能力より少し強い負荷（オーバーロード）をかけて行うべき，という原則である．私たちの身体は，適切な負荷をかけるといつしかそれに慣れ（適応し），その負荷をあまり負担に感じなくなる性質をもつ．この適応現象こそがトレーニング効果であるが，逆にいえば，自分の能力の範囲内で簡単にできてしまう負荷では，効果は期待できないということである．

トレーニングの様式には，大きく分けて，全身的な運動により呼吸循環系に負荷をかける有酸素性トレーニングと，局所的な運動により筋骨格系に負荷をかけるレジスタンストレーニングがある．トレーニングを効果あるものにするためには，それぞれの様式において「強度」「時間」「頻度」を適切にオーバーロードにする条件設定が必要となる．本項ではそれらを具体的にまとめる．

1. 強度の分類（％$\dot{V}O_2max$，％$HRmax$）

最大酸素摂取量（$\dot{V}O_2max$）は，全身持久性能力を現す最も重要な指標である．私たちが長時間運動する場合，酸素を燃焼しそこで生まれたエネルギーを利用する．私たちの身体は酸素1Lの消費で約5 kcalのエネルギーを生み出す．したがって，酸素消費量の最大値である$\dot{V}O_2max$が高い人ほど有酸素性にたくさんのエネルギーを作ることができ，全身持久性能力も高くなる．また，全身持久性能力は，乳酸性作業閾値（lactate threshold：LT）の向上や運動の効率改善でも高めることができる．

ACSM（アメリカスポーツ医学会）は，過去の科学的な研究結果に基づき，$\dot{V}O_2max$改善には，中等度（50％$\dot{V}O_2max$）以上の強度で，20分以上の時間，週3日以上の頻度でのトレーニングが必要という指針を出している．逆にいえばそれ以下の強度，時間，頻度では，効果が得られないということである．

$\dot{V}O_2max$や酸素摂取量は簡単には測ることができない．そのためスポーツ指導においては，代替として心拍数を目安にしてトレーニングの強度管理が行わ

1. 疲労を感じる程度の身体運動がトレーニング効果をもたらす

表1 有酸素性トレーニングの強度分類(Bangsbo(2007)より作表)

	強度 (%HRmax)	乳酸レベル	時 間	形 式	備 考
高強度 トレーニング	95% (90～100%)	4mmol/L 以上	数分程度	インターバル	3～5セット, 運動:休息比 =1:1～0.5
中強度 トレーニング	80% (65～90%)	LT～ 4mmol/L程度	数分 ～20分程度	インターバル/ コンティニュアス	
低強度 トレーニング	65% (50～80%)	LT以下	20分以上	コンティニュアス	LSD

LT(lactate threshold, 乳酸性作業閾値), LSD(long slow distance)

れる．一般に最高心拍数(HRmax)は220 - 年齢で推測することができ，おおよそであるが50％$\dot{V}O_2$max は65％HRmax，75％$\dot{V}O_2$max は85％HRmaxに相当する．ただし，この推測式で求めたHRmaxは誤差も多いので，最大運動時に心拍数を実測しそれをHRmaxとして把握しておいたほうがよい．近年は，心拍計が普及してきているので，心拍数を使った強度管理はますます一般的になるものと思われる．

有酸素性トレーニングは，実施する強度により**表1**のように高強度～低強度トレーニングに分類できる．そして，強度選択に付随して運動時間や形式(インターバル(間欠性)かコンティニュアス(持続性)か)が決まってくる．いずれも全身持久性能力向上を目的としたものではあるが，トレーニングの狙いは少しずつ異なる．次節において各トレーニングの特徴を説明する．

2．有酸素性持久力を高めるトレーニング
1) 高強度トレーニング

95％HRmax，すなわち有酸素性にはほぼ100％強度で実施するのが，高強度トレーニングである．年齢が20歳の人ならばHRmaxは200と推測されるので，心拍数は190拍/分程度が目安になる．この強度の運動は乳酸レベルでは4mmol/L以上となるため，長時間持続して行うことはできない．必然的に1回の運動時間は3～5分程度になり，したがって，高強度トレーニングは，運動と休息を繰り返すインターバル形式になる．運動と休息は，4分実施すれ

ば4分休憩のように1:1程度が目安である．上述したACSMの指針は，$\dot{V}O_2max$改善のためのトレーニング強度として50％$\dot{V}O_2max$以上を推奨しているが，これは改善効果を得るために必要な最低水準であり，$\dot{V}O_2max$改善が最も大きく期待できるのは強度90～100％の高強度トレーニングである（Wengerら，1986）．

$\dot{V}O_2max$は，生理学的に①酸素を取り込む呼吸系，②取り込んだ酸素を活動筋へ運ぶ循環系，③運ばれた酸素を活動筋で使う酸素利用能，の全身的な総合能として決定する．このうち最も強く$\dot{V}O_2max$を規定するのは循環系，特に心臓のポンプ機能（1回拍出量や心拍出量）であることが知られている．

Helgerudら（2007）は，健常な大学生を対象に以下の強度が異なる4つの有酸素性トレーニングについて，$\dot{V}O_2max$と1回拍出量の改善を比較している．それらは強度は異なるものの，トレーニングの量としては同じになるように時間が調整してある．トレーニングの頻度は週3回，期間は8週間であった．

- 第1（LSD）グループ：70％HRmaxにて45分間の持続走
- 第2（LT）グループ：85％HRmaxにて24分15秒間の持続走
- 第3（15/15）グループ：90～95％HRmaxにて15秒間運動後，15秒間休息のインターバル走を47セット
- 第4（4×4分）グループ：90～95％HRmaxにて4分間運動後，3分間休息のインターバル走を4セット

その結果，LTが出現する走速度と走効率についてはすべてのグループで同じ程度に改善した．しかし$\dot{V}O_2max$については，90～95％HRmaxの第3，4グループでのみ5.5％，7.2％の改善がみられ，同程度に1回拍出量も改善していた（図1）．その一方，第1，第2グループでは1回拍出量も改善していなかった．Helgerudら（2007）はこの結果をもとに，1回拍出量を伸ばし，$\dot{V}O_2max$を向上させるための有酸素性トレーニングとしては，実用性も勘案し，90～95％HRmax，4分×4セットのインターバル走を推奨している．

2）中強度トレーニング

中強度トレーニングでは，LTより少し強い強度，乳酸レベルではLTから4 mmol/L程度の強度で行う．心拍数としては80％HRmax前後，20歳の人ならば160拍/分である．この強度は，10分以上継続することができるが20～60分は持続できない強度である．したがって，中強度トレーニングはコンティ

1. 疲労を感じる程度の身体運動がトレーニング効果をもたらす

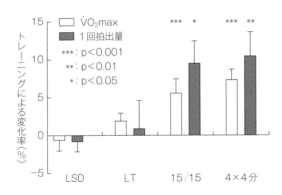

図1　$\dot{V}O_2$max，1回拍出量に及ぼす効果の比較(Helgerudら, 2007)

ニュアス形式でも，インターバル形式にもなりうる．

長距離走選手は，LT〜4 mmol/L レベルの走速度で試合に臨むため，長距離走選手の競技タイムは，距離が長くなるほど $\dot{V}O_2$max よりも LT においてより強い相関関係が現れる．したがって，中強度トレーニングでは，試合で用いる強度や速度より少し高い強度をもちい，持続時間を伸ばすことを意識する．中強度トレーニングでは $\dot{V}O_2$max 改善も期待できるがその効果は必ずしも高くない．一定時間続けて運動を持続する力や LT の向上が期待できる．

3) 低強度トレーニング

低強度トレーニングでは，50％$\dot{V}O_2$max，LT 程度の強度を用いる．心拍数として 65％HRmax 前後，20 歳の人ならば 130 拍/分が目安である．強度がLT 程度であるので時間は 20 分以上継続して行うことができ，運動時間の延長に重点を置いたトレーニングとなる．低強度，長時間の観点から LSD（long slow distance）と呼ばれることもある．この強度では「会話」しながら運動できるので，スポーツでは身体，精神的状態の回復を狙ったリカバリートレーニングの一環として利用されることもある．

低強度トレーニングでは，有酸素性エネルギー供給機構を長時間にわたり働かせることになる．有酸素性運動であっても強度が高い場合はエネルギー源として脂肪ではなく糖質が使われる．強度を低くするほど脂肪を利用する割合を高めることができ，結果的に，低強度トレーニングでは，筋の酸化能力の向上，脂肪の利用能が高進し，筋グリコーゲンの節約効果が期待できる．

また，体脂肪率の低下も低強度トレーニングの目的の1つである．余分な体重の減少は全身持久性能力の向上につながる．脂肪組織は1kgで約8,000kcalものエネルギーを蓄えている．たとえば，体重70kgの人がジョギングを1時間行ったとしても，消費できるのはおよそ500kcalでしかない．したがって，運動による体脂肪燃焼を期待する場合は，強度は低くしたうえで，エネルギー消費量を増やすために運動時間をより長くすることがポイントとなる．

3. Repeated Sprint Abilityを高めるトレーニング

サッカーやバスケットボール，ホッケーといった多くのボール競技では，一定速度を持続する長距離走競技とは異なる持久力が求められる．ボール競技では，スプリント走やジャンプといった高強度，短時間の無酸素性運動の合間に，休息をかねた有酸素性運動が組み合わされる．したがって，無酸素性運動を繰り返してもパフォーマンスが低下しないような持久力が必要となる．

繰り返しスプリントを行う能力はRSA (repeated sprint ability，繰り返しのスプリント力) と呼ばれる．RSAを高めるためには，休息をかねた有酸素性運動時に，スプリント等の無酸素性運動にて発生した乳酸や水素イオンを筋から血液へと素早く移動させ，筋内で消費されたクレアチンリン酸を素早く回復させる必要がある．筋細胞に水素イオンが蓄積しpHが低下すると，複数の要因により筋活動は抑制され，続くパフォーマンスが低下する．したがって，RSAにおいてはpH低下を抑制するbuffer capacity (緩衝能力) が重要となる．

RSA向上を目的とした場合，持久性トレーニングとしてはどのような強度選択がより効果的であろうか．Edgeら (2005) は，6秒間のスプリントを24秒の休息をはさんで5回繰り返すRSAテストについて，以下のトレーニング量は同じであるが強度が異なる2つのトレーニングについて効果を比較している．トレーニングの頻度は週3回，期間は5週間であった．

- 第1グループ強度：120〜140%LT (90〜100%$\dot{V}O_2$max) にて2分間運動後，1分間休息を4〜10セットのインターバルトレーニング
- 第2グループ強度：80〜90%LT (60〜70%$\dot{V}O_2$max) にて20〜30分のコンティニュアストレーニング

その結果，第1，第2グループともに，RSAテストでの仕事量は有意に増加した．しかし，4回目以降のスプリントにおいて，強度の高い第1グループの

1. 疲労を感じる程度の身体運動がトレーニング効果をもたらす

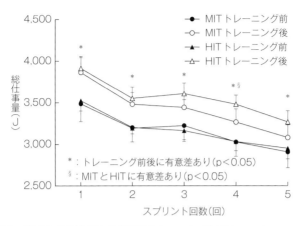

図2 RSAに及ぼす異なる強度のトレーニング効果 (Edge ら, 2005)

ほうが仕事量の低下がより抑えられていた (図2). すなわち, 高強度インターバル形式のトレーニングのほうがRSA改善により有効であることが示唆された.

このとき両グループともに $\dot{V}O_2max$, LTは同じように (8~12%) 改善していた. つまり, 第1グループのほうがRSAテスト後半への効果が大きかった理由は, 有酸素性能力 ($\dot{V}O_2max$, LT) 改善だけでは説明がつかず, Edge ら (2005) は buffer capacity との関連性を考察している.

文献

Helgerud J, et al. (2007) Aerobic high-intensity intervals improve $\dot{V}O_2max$ more than moderate training. Med Sci Sports Exerc, 39: 665-671.

Bangsbo J 著, 長谷川裕ほか訳 (2007) ゲーム形式で鍛えるサッカーの体力トレーニング. 大修館書店.

Edge J, et al. (2005) Effects of high- and moderate-intensity training on metabolism and repeated sprints. Med Sci Sports Exerc, 37: 1975-1982.

Wenger HA, et al. (1986) The interactions of intensity, frequency and duration of exercise training in altering cardiorespiratory fitness. Sports Med, 3: 346-356.

[星川佳広]

2章1．疲労を感じる程度の身体運動がトレーニング効果をもたらす

(2) 筋　力

　筋力を高めるためには，筋に特異的に強い負荷をかけるトレーニング＝レジスタンストレーニングが必要となる．有酸素性トレーニングが，全身的な運動で，比較的強度が低く時間が長いのに対して，レジスタンストレーニングは，局所の運動で，強度が高く時間は短い．

　スポーツでは筋力の高さが有利に働くので，もともとレジスタンストレーニングは，スポーツ選手が競技力向上を目的に行うものであった．しかし近年は，中高齢者におけるインスリン抵抗性の改善や骨密度低下の抑制，日常生活の機能改善などへの効果が確認され，健康増進の観点からも注目が高まっている．

　レジスタンストレーニングの様式としては，，自体重やゴムバンドなどの弾性器具を使ったものもあるが，ここでは，フリーウエイト，マシントレーニングを想定して，レジスタンストレーニングで効果を得るための適切なプロトコル（負荷設定）についてまとめる．

1．最大挙上回数（RM）

　レジスタンストレーニングは，強度（ウエイトの重量），反復回数，セット数，セット間の休息時間といった条件を適切に設定して，はじめて効果あるものになる．また，設定の仕方により得られるトレーニング効果も異なってくる．

　もっとも考慮すべき条件は，強度，すなわちトレーニングで用いるウエイト重量の選択である．レジスタンストレーニングでは，強度の表現として最大挙上回数（repetition maximum：RM）が広く用いられている．1 RMとは，ぎりぎり1回のみ挙上できる負荷を意味し，10 RMとはぎりぎり10回反復して挙上できる負荷のことである．たとえば，ベンチプレスで30 kgの重量がぎりぎり5回反復できたとすると，これが5 RMの負荷ということになる．

　ウエイト重量の選択（RMの選択）はトレーニングの目的と強くリンクする．大きく分けると，表1に示すとおり筋力向上，筋肥大，筋持久力向上の目的に分類される．概略すると，①筋力向上を目的とする場合，高重量を選択し，

1. 疲労を感じる程度の身体運動がトレーニング効果をもたらす

表1 レジスタンストレーニングにおける目的別のプロトコル（負荷設定）

目的	負荷		反復回数	セット数	休息
筋力	85％以上	1～6RM	1～6回	2～6セット	2～5分
筋肥大	67～85％	6～12RM	6～12回	3～6セット	30秒～1.5分
筋持久力	67％未満	15～20RM	12回以上	2～3セット	30秒以下
筋パワー	80～90％	4～8RM	1～2回	3～5セット	2～5分
	75～85％	6～10RM	3～5回		

(Baechleら, 2010)

表2 反復回数と1RMに対する割合（％）の関係

反復できる回数	1	2	3	4	5	6	7	8	9	10	11	12	13
％1RM	100	95	93	90	87	85	83	80	77	75	70	67	65

低反復回数，完全に回復するまでの休息時間，②筋肥大を目的とする場合，中等度の重量を選択し，反復回数・セット数を多くし，短い休息時間，③筋持久力を目的とする場合，低重量を選択し，反復回数を多くし，短い休息時間，となる．また，中等度の重量を選択し，動作速度を高めることを意識して筋パワー向上を目的とする場合もある．

したがって，レジスタンストレーニングを始める際には，事前に，1RM負荷がどれくらいか知るための1RMテストを実施する．しかし，スポーツ選手ではなく，日ごろ筋力を最大限まで発揮することに慣れていない人の場合，真に1RM（ぎりぎり1回は挙上できるが2回は挙上できない負荷）を決定する作業は簡単ではない．そこで，表2に示した反復できる回数と％1RMの関係性を利用する．たとえば，ショルダープレスにおいて試しに30kgの重量を実施してみたとして，4回ぎりぎり持ち上げられたとする．そうすると30kgは4RMである．表2によると4RMは1RMの90％に相当するので，1RMは$30 \times 100/90 \fallingdotseq 33.3$ kgと推測できる．表2の関係性は必ずしもすべての動作，個人に精度よく当てはまるわけではないが，おおよその数値として1RMを把握することができる．

2．トレーニング効果とプロトコル

1）筋力向上

筋力向上を目的とする場合，ウエイト重量の選択は6RM以上の高負荷とす

べきである．サイズの原理に従い，筋は低負荷に対しては選択的に遅筋線維を動員して力発揮を行い，大きな力を出せる速筋線維は活動しない．筋力向上に寄与する速筋線維にも十分な刺激を入れるためには，高負荷が必要になる．また，筋力向上には神経系の要因の改善（運動単位の動員）も必要である．したがって，反復回数は6回以下と少なくし，集中的に高負荷に取り組み，すべての筋線維，運動単位を動員して力発揮することが必要となる．セット間の休息は集中力を維持するために完全に回復するまでの十分な時間（2～5分）をとったうえで次のセットを行うべきである．セット数は2～6セットが適当である．

2）筋肥大

筋肥大を目的とする場合，ウエイト重量の選択は6～12 RMの中等度の負荷とし，6～12回の反復回数を1セットとして短い休息時間（30秒～1.5分）をはさみ，3～6セット行うのが適当である．このプロトコルの特徴は，トータルとしてのトレーニング量を多くすることにある．

筋肥大するには，食事から摂った栄養素を身体へと同化させる必要がある．そのためには同化作用をもつホルモン（テストステロン，成長ホルモンなど）の分泌を促す必要がある．Kreamerら（1990）は，プロトコルA：5 RM，3～5セット，セット間休息3分と，プロトコルB：10 RM，3セット，セット間休息1分と，さらに，プロトコルBの休息時間のみを3分にしたプロトコルCにおいて，トレーニング後の血中ホルモンレベルを調べている（図1）．

プロトコルAとBではトレーニング時の仕事量がBのほうが大きく，プロトコルBとCでは仕事量は同じであるが休息時間がBのほうが短い．プロトコルAは筋力向上目的の条件設定であるのに対して，Bは筋肥大目的の設定といえる．その結果，プロトコルA～Cにおいて，トレーニング後の血中テストステロンレベルには大きな差異がみられなかったが，成長ホルモンレベルについてはプロトコルBにおいて，A，Cと比較し顕著に高まることがわかった（図1）．つまり，筋肥大を目的とする場合，中等度の負荷で反復回数を増やし，かつ休息時間を短く実施することが適切なのである．

筋が発揮する張力やパワーは筋の大きさに比例する．したがって，筋肥大を目的としたプロトコルは，結果的に筋力・筋パワーも高める条件設定でもある．レジスタンストレーニングの初心者や，健康増進の観点で行う場合は，6 RM以上の負荷は高すぎるため，8～12 RMの中等度の負荷を利用することが推奨

1. 疲労を感じる程度の身体運動がトレーニング効果をもたらす

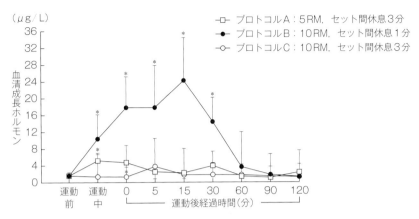

図1 プロトコルA，B，C時の血清成長ホルモンレベル(Kraemerら（1990）より引用改変)

されている.

3）筋持久力

筋持久力向上を目的とする場合，ウエイト重量の選択は 15〜20 RM 程度の低負荷とし，反復回数を増やすようにする．休息時間は30秒未満の非常に短い時間とし，2〜3セット繰り返す.

負荷が低いこの設定では，筋肥大や筋力向上は期待できない．しかし，健康増進の観点で低体力者がはじめてレジスタンストレーニングを行う場合は，20 RM（50％1 RM）の選択でも，日常生活の機能改善効果を得ることができる.

4）筋パワー

パワーは「力」×「速度」で定義される．通常，レンジスタンストレーニングでは「力」を重視し「速度」はあまり意識しない．筋の力-速度関係より，筋が大きな力を発揮するほど動作速度は低下するので，結果的に高負荷のレジスタンストレーニングほど動作速度は遅くなる．しかし実際のスポーツで現れる動作速度は，レジスタンストレーニング時のそれよりももっと速い．そこで，あえて「速度」を意識しながらレジスタンストレーニングを行い，筋パワー向上を目的とすることがある.

筋パワー向上を目的する場合，中等度の負荷（4〜10 RM）[注1]を選択し，速度を高めることを意識し，1〜2回もしくは3〜5回の反復回数を十分な休息時間（2〜5分）をとりながら3〜5セット実施する．この場合，たとえば負荷が5 RM

であっても5回反復する必要はない．挙上の「速度」を高めることに注意し，疲労のない状態において正しいテクニックで動作を行うことがより重要になる．

中等度の負荷であっても，ウエイトを止まった状態から大きな加速度をつけて動かすために，筋は非常に大きな力発揮を行う．したがって筋パワー向上のトレーニングでは動作初期に大きな負荷がかかり，その一方で，ウエイトが慣性で動き続けるために動作後半の負荷は低下する．このタイプのトレーニングはバリスティックトレーニング，クイックリフトなどと呼ばれることもある．

注1）軽すぎる負荷は，動作後半にウエイトを減速させて制御することが難しくなるという理由で選択できない．ただし，メディシンボールのように減速させることなくそのまま投げてしまう場合はこの限りでない．

3．トレーニングの頻度

レジスタンストレーニングにより筋機能が向上する理由は，筋が微少に壊れながらも，十分な修復時間をとることでトレーニング前以上に回復するからだと考えられる．したがって，トレーニングの頻度を高めすぎると，筋の修復時間が不足し，かえってマイナスに作用する．トレーニング効果を得るには適切な休養，つまり適切な頻度を設定する必要がある．

一般的に，レジスタンストレーニングからの回復には48～72時間（2～3日）が必要とされている．したがって，初心者は週2～3回，中級から上級者は週3～4回の頻度が勧められている．ただし上級者の場合，筋群によってトレーニング日を変えること（スプリットルーティン法）で，頻度をほぼ毎日に高めていることもある．

4．ピリオダイゼーション

表1の負荷設定は，レジスタンストレーニングの基本的な考え方ではあるが，スポーツ選手のようにトレーニングを長期に継続すると，筋力向上が停滞する場合がある．そこで，長期にわたり効果を出し続けるために，意図的にトレーニングの強度，量を周期的に変化させる"ピリオダイゼーション（期分け）"と呼ばれるレジスタンストレーニングの考え方がある．

その典型的なモデルを表3に示す．すなわち，準備期，移行期，試合期それぞれを4～6週間程度で期分けし，準備期においては強度は低いが多量のト

表3 レジスタンストレーニングのピリオダイゼーションモデル例

	準備期		▶移行期	試合期
	筋肥大・筋持久力	基礎筋力	筋力・パワー	ピーキング
強度	低から中	高	高	きわめて高
負荷	10～20RM	4～8RM	2～5RM 4～10RM	1～3RM
量	高から中	中	低	きわめて低
反復回数	10～20回	4～8回	2～5回	1～3回
セット数	3～6セット	3～5セット	3～5セット	1～3セット

(Baechleら(2010)より引用改変)

レーニング(筋肥大,筋持久力)に取り組み,期の進行とともに強度を高める(筋力,筋パワー)一方,量は減らしながら,試合期において筋パフォーマンスをピークに高めようという戦略である.Willoughbyら(1993)は,8RMの負荷×6セットのトレーニングを16週間続けた場合と,トータルのトレーニング量は同じだが期分けしてトレーニングした場合を比較し,前者が約10%の筋力向上で頭打ちになった一方,後者は25%まで向上し続けたことを報告している.

ピリオダイゼーションは,トレーニングが習慣化した人に対して,周期的に異なる刺激を与えることで,さらなる筋の適応を促そうとするものである.最近では,この考え方を発展させた"波動型(undulating)"と呼ばれる日ごとに強度と量を変化させる方法も考案されている.波動型により典型的なピリオダイゼーションモデルよりも大きな筋力向上が得られたという研究報告もあり,注目が高まっている.

文献

Kraemer WJ, et al. (1990) Hormonal and growth factor responses to heavy resistance exercise protocols. J Appl Physiol, 69: 1442-1450.

Baechle TR, et al. 著, 金久博昭総監修(2010) NSCA決定版ストレングストレーニング&コンディショニング 第3版. ブックハウス・エイチディ.

Willoughby DS, et al. (1993) The effects of mesocycle-length weight training programs involving periodization and partially equated volumes on upper and lower body strength. J Strength Cond Res, 7: 2-8.

[星川佳広]

2章 1. 疲労を感じる程度の身体運動がトレーニング効果をもたらす

(3) 健康づくり

2002年に公布された健康増進法は，日本国民の責務として「健康な生活習慣の重要性に対し関心と理解を深め，生涯にわたり自らの健康状態を自覚し，健康増進に努める」ことを掲げている．では，私たち国民が健康増進に努めるとき，どの程度の身体活動あるいは運動を行えば健康づくりへの効果が期待できるのであろうか．

厚生労働省は「健康づくりのための運動指針 2006 – 生活習慣病予防のために（エクササイズガイド 2006）」「健康づくりのための身体活動基準 2013」という，身体活動，運動の指針・基準を発表している．その中で，後述するように 18～64 歳の人においては「1週間で計 23 メッツ・時」の身体活動量を目標としている．

これらの指針・基準の策定においては，過去に発表された膨大な論文がレビューされ，その中から質の高い研究が集められてデータが統合されている．すなわち，これらの指針・基準はエビデンスに基づくものであり，そのうえでトレーニング効果が期待できる身体活動，運動の量が提案されている．

1. 生活活動と運動

厚生労働省の運動指針・身体活動基準では，身体活動を「生活活動」と「運動」に分けている．「生活活動」とは，家事や通勤・通学時の「歩く」「荷物を運ぶ」「階段をのぼる」など，日常生活の中で行う身体活動のことであり，スポーツや体力づくり運動の「運動」と区別している．世の中には，「運動」しなくても生活習慣病にならない人は多い．しかし，そのような人は運動習慣こそないものの，生活の中で「歩く」「階段を使う」など，こまめに動く特徴があることがわかってきた．健康づくり（生活習慣病や生活機能低下のリスク低減）が目的の場合，必ずしも運動ばかりを意図する必要はなく，生活活動も含めトータルとして身体活動を増やすことが推奨されている．

1. 疲労を感じる程度の身体運動がトレーニング効果をもたらす

表1　代表的な生活活動のメッツ値(厚生労働省, 2013)

メッツ	3メッツ以上の生活活動の例
3.0	普通歩行（平地，67m/分，犬を連れて），電動アシスト付き自転車に乗る，家財道具の片付け，子どもの世話（立位），台所の手伝い，大工仕事，梱包，ギター演奏（立位）
3.3	カーペット掃き，フロア掃き，掃除機，電気関係の仕事：配線工事，身体の動きを伴うスポーツ観戦
3.5	歩行（平地，75～85m/分，ほどほどの速さ，散歩など），楽に自転車に乗る（8.9km/時），階段を下りる，軽い荷物運び，車の荷物の積み下ろし，荷づくり，モップがけ，床磨き，風呂掃除，庭の草むしり，子どもと遊ぶ（歩く/走る，中強度），車椅子を押す，釣り（全般），スクーター（原付）・オートバイの運転
4.0	自転車に乗る（≒16km/時未満，通勤），階段を上る（ゆっくり），動物と遊ぶ（歩く/走る，中強度），高齢者や障がい者の介護（身支度，風呂，ベッドの乗り降り），屋根の雪下ろし
4.3	やや速歩（平地，やや速めに＝93m/分），苗木の植栽，農作業（家畜に餌を与える）
4.5	耕作，家の修繕
5.0	かなり速歩（平地，速く＝107m/分）），動物と遊ぶ（歩く/走る，活発に）
5.5	シャベルで土や泥をすくう
5.8	子どもと遊ぶ（歩く/走る，活発に），家具・家財道具の移動・運搬
6.0	スコップで雪かきをする
7.8	農作業（干し草をまとめる，納屋の掃除）
8.0	運搬（重い荷物）
8.3	荷物を上の階へ運ぶ
8.8	階段を上る（速く）

2．メッツ（METs）とは

　メッツとは，身体活動の強度をあらわす単位の1つである．私たちは座位安静時に1分間あたり体重1kgあたりにおよそ3.5mLの酸素を消費する（＝3.5mL/kg/分）．メッツ単位では，安静時の酸素消費量を1メッツと考え，身体活動時の酸素消費量が安静時のそれの何倍であるかを示したものがメッツ値となる．

　すなわち，

$$X \text{メッツ} = \frac{\text{身体活動時の酸素消費量}}{\text{安静時の酸素消費量}}$$

である．たとえば，3メッツとは，安静時の3倍の酸素を消費する身体活動の強度を意味する．酸素消費量が3倍になれば，私たちの身体はほぼ3倍のエネルギーを消費する．後述するが，身体活動の強度をメッツ値で現すと，消費エネルギー量が簡単に計算できるメリットがある．

表2 代表的な運動のメッツ値(厚生労働省, 2013)

メッツ	3メッツ以上の運動の例
3.0	ボウリング, バレーボール, 社交ダンス (ワルツ, サンバ, タンゴ), ピラティス, 太極拳
3.3	自転車エルゴメータ (30〜50ワット), 自体重を使った軽い筋力トレーニング (軽・中等度), 体操 (家で, 軽・中等度), ゴルフ (手引きカートを使って), カヌー
3.8	全身を使ったテレビゲーム (スポーツ・ダンス)
4.0	卓球, パワーヨガ, ラジオ体操第1
4.3	やや速歩 (平地, やや速めに＝93m/分), ゴルフ (クラブを担いで運ぶ)
4.5	テニス (ダブルス)※, 水中歩行 (中等度), ラジオ体操第2
4.8	水泳 (ゆっくりとした背泳)
5.0	かなり速歩 (平地, 速く＝107m/分), 野球, ソフトボール, サーフィン, バレエ (モダン, ジャズ)
5.3	水泳 (ゆっくりとした平泳ぎ), スキー, アクアビクス
5.5	バドミントン
6.0	ゆっくりとしたジョギング, ウエイトトレーニング (高強度, パワーリフティング, ボディビル), バスケットボール, 水泳 (のんびり泳ぐ)
6.5	山を登る (0〜4.1kgの荷物を持って)
6.8	自転車エルゴメータ (90〜100ワット)
7.0	ジョギング, サッカー, スキー, スケート, ハンドボール※
7.3	エアロビクス, テニス (シングルス)※, 山を登る (約4.5〜9.0kgの荷物を持って)
8.0	サイクリング (約20km/時)
8.3	ランニング (134m/分), 水泳 (クロール, ふつうの速さ, 46m/分未満), ラグビー※
9.0	ランニング (139m/分)
9.8	ランニング (161m/分)
10.0	水泳 (クロール, 速い, 69m/分)
10.3	武道・武術 (柔道, 柔術, 空手, キックボクシング, テコンドー)
11.0	ランニング (188m/分), 自転車エルゴメータ (161〜200ワット)

※試合の場合

　私たちが頻繁に行う日常的な生活活動や運動について,そのメッツ値が**表1・2**のように整理されている.たとえば,普通歩行は3.0メッツ,階段を上る(速く)は8.8メッツである.一般成人の健康づくりの観点では,3メッツ未満は低強度,3〜6メッツが中程度の強度,6メッツ超は高強度の身体活動とされている.**表1・2**を活用することで自分がどの程度の強度の生活活動,運動を実施しているかを把握することができる.

　ところで,3.0メッツ,8.8メッツの身体活動とは,それぞれ3.5 (mL/kg/分) ×3.0＝10.5 (mL/kg/分),3.5 (mL/kg/分) ×8.8≒29.0 (mL/kg/分) の酸素を消費する身体活動のことである.一方,私たちが1分間に消費可能な酸素量

の最大値が $\dot{V}O_2max$ であるので，それぞれのメッツ値の強度が，およそ何％ $\dot{V}O_2max$ に相当するかを計算することができる．

日本人一般成人40〜60歳代の $\dot{V}O_2max$ の平均値は，男性37〜33，女性31〜28（mL/kg/分）である．今，$\dot{V}O_2max$ が30（mL/kg/分）の平均的な女性がいたとすると，その人にとって，3.0, 8.8メッツの身体活動はそれぞれ，10.5÷30＝0.35，29.0÷30＝0.97であるので，35％ $\dot{V}O_2max$，97％ $\dot{V}O_2max$ と計算できる．つまりに平均的な一般女性にとって「階段のぼり（速く）」8.8メッツは，ほぼ100％強度の身体活動なのである．「階段のぼり」は，私たちが日常的に行う生活活動の中では最も強度が高く，それがゆえに多くの人がエレベーターやエスカレーターを使ってしまいがちである．しかし逆にいえば，健康づくりの観点では積極的に行うとよい活動でもある．

3．身体活動量の単位「メッツ・時」

身体活動の強度をメッツで把握したら，次に身体活動の量を定量するために「強度」×「時間」を考える．単位は「メッツ・時」である．たとえば，3メッツの身体活動を1時間実施すれば，3（メッツ）×1（時間）＝3メッツ・時である．3メッツの身体活動を20分間（＝1/3時間）実施すれば，3（メッツ）×1/3（時間）＝1メッツ・時となる．

1メッツ・時の身体活動を行うと，その消費エネルギー量は体重1kgあたりおおよそ1.0 kcal（＝1.0 kcal/kg）になることがわかっている．つまり，「メッツ・時」が把握できると，それに体重を乗ずれば，その身体活動によるおおよその消費エネルギー量を計算できることになる．たとえば，体重70 kgの人が3メッツ・時の身体活動量を行うと，概算で3.0（メッツ・時）×70（kg）＝210 kcalを消費した計算になる．

身体活動量を「メッツ」と「時間」の乗算である「メッツ・時」の単位で捉えるということは，強度（メッツ）を低くして時間を長くした場合と，強度を高くして時間を短くした場合では，健康づくりの目的では同じような効果が得られるという考えにもとづいている．前節までに述べた競技力向上を目的としたトレーニングでは，強度によって得られる効果の違いを考慮したが，健康づくりを目的とした身体活動ではその区別までしないということでもある．

表3 健康づくりのための身体活動基準2013(一部抜粋)(厚生労働省, 2013)

	身体活動(生活活動・運動)		運動	
18〜64歳	23メッツ・時/週 3メッツ以上の強度の身体活動を毎日60分	今より少しでも増やす(例えば10分多く歩く)	4メッツ・時/週 3メッツ以上の強度の運動を毎週60分	運動習慣をもつようにする(30分以上、週2日以上)
65歳以上	10メッツ・時/週 強度を問わず、身体活動を毎日40分			

4. 1週間あたり23メッツ・時

「健康づくりのための運動指針2006-生活習慣病予防のために(エクササイズガイド2006)」では、健康づくりのために1週間で計23メッツ・時以上の身体活動を目標としている[注1]。ただし、23メッツ・時を計算する場合、3メッツ未満の低強度の身体活動(ストレッチ、ヨガ、釣りなど)はいくら行っても計算に含めないことになっている。また、その後に発表された「健康づくりのための身体活動基準2013」では、この基準値の対象は年齢18〜64歳に限定され、65歳以上は1週間あたり10メッツ・時と追加された(**表3**)。この程度の身体活動を行えば、生活習慣病や生活機能低下のリスクを大幅に低減することができる。

注1) 1週間の23メッツ・時の身体活動のうち、4メッツ・時以上は「運動」することが推奨されている。

1週間あたり23メッツ・時を毎日(7日間)の身体活動で達成しようとすると、23(メッツ・時)÷7(日)≒3.3であるので、1日あたり3.3メッツ・時が目安になる。あるいは休息日を2日間設けて週5日間で達成しようとすると、23(メッツ・時)÷5(日)≒4.6、1日あたり4.6メッツ・時が目安になる。1日3.3メッツ・時の身体活動量とは、たとえば普通歩行(強度3.0メッツ)ならば、毎日1.1時間実施することで達成できる。同じように考えて、1日4.6メッツ・時は普通歩行の約1.5時間の実施である。この時間は持続的に行う必要はなく分割して実施してもかまわないが、1回の身体活動は10分以上持続したほうがよい。結果的に、1日あたりの合計で1.1〜1.5時間が達成できればよいが、デスクワークを仕事とする人々では意識的に行わないと、この目安に到達しないと思われる。

1. 疲労を感じる程度の身体運動がトレーニング効果をもたらす

　このように考えると，1週間あたり 23 メッツ・時の身体活動量は，現代社会に生きる私たちにとって簡単に達成できるものではないことがわかる．競技力向上ではない「健康づくり」の観点においても，トレーニング効果を得るにはそれなりの努力が必要となる．しかしその一方で，スポーツや運動を楽しむ習慣をもてば，23 メッツ・時の身体活動量はそれほど難しいものではないともいえる．たとえば，サッカーは 7 メッツの強度であるが，週 1 回，1 時間程度のサッカーへの参加で 7 メッツ・時の身体活動量をかせぐことができる．私たち現代人にとっては「スポーツ」や「運動」を取り入れた生活設計が，その人の楽しみにも，日本国民としての責務を果たすことにもつながることになる．

文　献

運動所要量・運動指針の策定検討会（2006）健康づくりのための運動指針 2006〜生活習慣病予防のために〜（エクササイズガイド 2006），http://www.mhlw.go.jp/shingi/2006/07/dl/s0719-3c.pdf（参照日：2017 年 4 月 23 日）

厚生労働省（2013）健康づくりのための身体活動基準 2013．http://www.mhlw.go.jp/stf/houdou/2r9852000002xple.html（参照日：2017 年 4 月 23 日）

［星川佳広］

2章2．年齢と疲労

（1）青少年にみられる運動実践がもたらす疲労：
①野球選手にみられる障害

1．投球を繰り返すことによる身体内および動作の変化

　試合のように投球を繰り返すと心拍数は180拍／分程度まで高まるので，投球は高い強度の運動と評価される．しかし，試合で回を重ねても心拍数がさらに高まっていくことはないという（Stockholmら，1969）．また，投球中の血中乳酸濃度を測っても4 mmol／Lを超えることもない（平野, 2016）．したがって，1秒もかからない全力での投球動作では主として非乳酸性機構によるエネルギーが利用され，投球の間や回の間に休みが取れるので投球を繰り返しても利用されたエネルギー源はある程度取り戻されると考えられる．しかし，回が進むにつれて球速は低下する．1〜50球を前半，51〜100球を後半として大学とプロの野球投手の試合での球速をスピードガンで測ったところ，試合の前半と後半で合計5 km／h程度まで同じように球速は落ちたという（遠藤，2000）．

　脳からの指令で筋が活動し，下肢から上肢へと筋の活動が連なって投球動作となる．したがって，その指令が乱れるあるいは弱くなること，あるいは筋の活動を維持する因子が劣化することが球速低下の原因と考えられる．脳からの指令について独立には調べられていないが，筋の活動を維持する因子も含めて筋への血流量と筋の損傷が調べられている．

　ウォームアップの後，20球を1セットとして5セット，100球投げてもらって，セット間に投球腕上腕への血流量を大学と高校の野球選手について測ったところ，40球後に血流量は安静時より56％増の最高値になり，100球後には安静時の14％増にまで低下した．また，非投球腕では，ウォームアップ直後に安静時の10％増で最高値になり，100球後には-30％にまで低下したという（Bastら，1996）（図1）．活動している投球腕の筋のほうへ血液が配分されたと考えられるが，それでも投球数が多くなると投球腕への血流量は低下した．投球で腕を振ることによって還流が悪くなって血流量が減り，酸素やエネルギー基質を筋へ運搬し難くなり，筋の活動を維持できなくなったと考えられる．

　一方，15球を1セットとして10セット，150球投げた後に，筋が微細な損

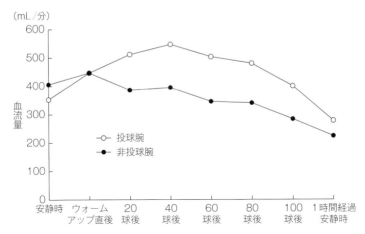

図1 投球腕と非投球腕における平均血流量(Bastら，1996)

傷を受けると血液中に出てくるCPKを大学野球選手について測ったところ，CPKは投球後に増加して1日後に最高値となり，元のレベルに戻るまでに3日を要した（平野，2016）．投球の繰り返しによって筋は微細な損傷を受け，この場合の投球数ならばある程度修復されるまでに3日かかったと考えられる．投球後，適切な回復期間をとるべきである．

　これらの影響もあって投球を繰り返すと握力，背筋力（後藤ら，2000），肩の内外旋力（柳澤ら，2000）は低下する．投球動作でみると，メジャーリーグの投手では肩の外旋角度が減り，ボールリリース時の踏み出し脚の膝が伸びてきたという（Murrayら，2001）．こうした動作の変化は，踏み出し脚から体幹へエネルギーが十分に伝えられなくなる，そして体幹の回転が肩の外旋に繋がらなくなることを示唆している．

2．青少年の投球動作とその繰り返しによる障害

　青少年投手（15〜20歳および10〜15歳）の投球動作は大学・プロ投手のそれと比べてもほとんど変わらないという（Fleisigら，1999）．しかし，筋力が弱いので同じ重さのボールを投げれば青少年の肩，肘には負担が大きくなると考えられる．さらに，ボールを相手の胸に投げることから指導されるので，体幹より肘が前に出るダーツ投げのような未熟な投球動作が残りがちである（図

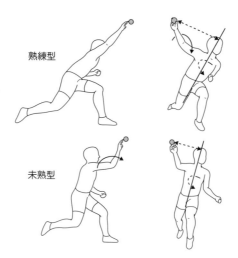

図2　熟練型と未熟型のボールリリース時のイメージ(石田，2003)

2，石田，2003)．また，一般青少年（14歳）の投球動作は，青少年投手（10〜18歳）に比べると，肩の外旋と肘の屈曲が小さいという（Fehrら，2016）．これら動作は体幹にボールを近づけてすばやく回転できない「手投げ」になり，やはり肩，肘に負担が大きくなると考えられる．

　適切な回復期間をとらない投球の繰り返し，筋力の弱さ，未熟な動作が相まって青少年では肩，肘の障害が頻発している．低い年齢では相対的にみると肩に比べて肘の筋力が弱く（平野ら，1985），骨端も弱い時期なので小学生では肘の疼痛が多く，中学・高校と進むにつれて肩の疼痛が増えてくる．肘では外反トルクによる内側側副靭帯損傷が多く，また少ないながらも重篤な外側の離断性骨軟骨炎もある．一方の肩では水平伸展が大きくなり過ぎたり，上腕骨頭がうまく回転しなかったりすることによる関節唇損傷や，フォロースルーで徐々に腕を減速できないことによる後方の損傷が生じる．年齢，経験年数，週間練習時間，ポジションとの関係を調べると，肘の関節痛に対しては，高学年，週間練習時間が16時間を超えること，投手，捕手，内野手であることが，肩に対しては週間練習時間が16時間を超えること，投手であることが発生要因としてそれぞれあげられた．そして1日の投球数が50球を超えること，年間試合数が70試合を超えることも肘痛とは関係しているという（松浦，2016）．

こうした状況に対して，1995年には日本臨床スポーツ医学会から小学生の全力投球は1日50球以内，週200球を超えないことが提案された．ちなみに，中学生は1日70球以内，週350球以内，高校生は1日100球以内，週500球以内が提案された．それにもかかわらず投球障害はそれ程減っていない．練習でのストレッチング，クールダウンといった予防運動，クリニックへの受診といった異常に対する早めの対処，そして試合での投球数のルール化が望まれる．

3. 青少年の打撃動作とその繰り返しによる障害

野球の投球動作と打撃動作はよく似ているといわれる．しかし，打撃動作は投手から投げられてくるボールを打ち返さなければならないので，ボールよりも重いバットを勢いよく，しかも狙ったところにスイングしなければならない．重いので両手でスイングすることになるが，水平に近く投げられてくるボールを打つためにバットも水平に近くスイングする．したがって，打撃動作は投球動作よりも体幹や腕を水平に近く動かすことになる．

体幹を勢いよくしかも水平に近く回転させるための支えは，踏み出し足（右打者ならば左足）による投手方向への踏ん張りである．踏み出し足側の股関節を外旋させて骨盤の回転をリードしつつ，支えになるように踏ん張る．しかし，腰を開かないようにと早く踏ん張ってしまって股関節を外旋させ難くしてしまったり，その代償として脊柱を無理に回転させてしまったりすると腰に負担がかかる．

野球の練習の中では投げられたボールを打つ回数が限られるため，バットのスイングスピードや狙ったところにスイングする精度を高めようとしてティーバッティングや素振りを数多く繰り返す．打撃動作も1秒もかからないので非乳酸性機構によるエネルギーが利用されるが，休みなく繰り返せばそのエネルギーは減ってスイングスピードも精度も落ち，身体への負担は大きくなる．バットを両手でスイングする分，投球に比べると打撃では肩，肘への負担は少ないが，ボールよりバットのほうが重いために腰への負担は大きくなる．投手に比べて数多くバットをスイングする野手に腰椎障害は多いという（馬見塚，2012）．

打撃動作を上から眺めると，バットの回転速度は腰の回転，腰に対しての肩の回転の増分，さらに肩に対しての腕による回転の増分の和になる．日本の少年野球選手（6～13歳）について腰，肩，バットの回転速度を調べてみると，

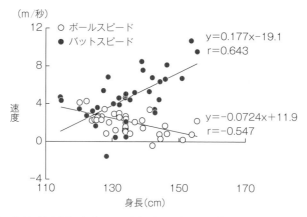

図3 身長（1年目）とボールスピード，バットスピードの1年間の変化量
（石田ら，2001）

　身長の伸びにともなって腰に対する肩の回転速度が大きくなり，それによってバットの回転速度が大きくなっていた．そして個別にみると，腕による回転の増分が少ないためにバットの回転速度が小さかった選手が多かった（平野ら，2003）．また，アメリカの成人野球選手に比べて，少年野球選手（平均14.7歳）の打撃動作は，踏み出し足の膝の曲げ伸ばしが小さく，上胴をより閉じてから開いて打ちにいっていたという（Escamillaら，2009）．脚も腕もしっかり使えずに体幹を上胴で回して打ちにいっていたと推測される．

　こうした少年野球選手の打撃動作の特徴は，筋力が弱いことに一因があると考えられる．ボールスピードとバットスピードの1年間の伸びを日本の少年野球選手について調べたところ，身長が低い頃の1年間にボールスピードの伸びは大きく，身長が高くなってからの1年間にバットスピードの伸びは大きかった（図3，石田ら，2001）．ボールに比べてバットが重いことが影響している結果であり，筋力の弱い少年には打撃動作の繰り返しによる腰への負担がさらに大きくなると考えられる．打撃の繰り返しによる障害では成長期の腰椎分離症が代表的なものであるが，構造的な問題を呈さないいわゆる腰痛症も多くみられるという（宮下，2015）．投球と同様に，ストレッチングやクールダウンといった予防運動，そして異常に対する早めの対処が望まれる．

文献

Bast SC, et al.（1996）Upper extremity blood flow in collegiate and high school baseball pitchers A preliminary report. Am J Sports Med, 24: 847-851.

遠藤良平（2000）野球の試合における投球速度の推移に関する研究．東京大学教育学部卒業論文．

Escamilla RF, et al.（2009）A comparison of age level on baseball hitting kinematics. J Appl Biomech, 25: 210-218.

Fehr S, et al.（2016）Elbow biomechanics of pitching: does age or experience make a difference? Athletic Training, 8: 444-450.

Fleisig GS, et al.（1999）Kinematic and kinetic comparison of baseball pitching among various levels of development. J Biomech, 32: 1371-1375.

後藤 実ほか（2000）野球投手におけるボールスピードの低下と筋力，全身持久力との関係．トレーニング科学，12：103-110.

平野裕一ほか（1985）投能力に影響を及ぼす等速性筋力の検討．第7回日本バイオメカニクス学会大会論集，pp213-218．名古屋大学出版会.

平野裕一ほか（2003）少年野球選手の打動作の習得．第17回日本バイオメカニクス学会大会論集，pp178-179.

平野裕一（2016）科学する野球-ピッチング＆フィールディング-．ベースボール・マガジン社．

石田和之（2003）子どもの投球動作の発達．子どもと発育発達，1：316-319．

石田和之ほか（2001）少年野球選手の体格と投，打能力．第13回トレーニング科学会抄録集．p28．

馬見塚尚孝（2012）「野球医学」の教科書．ベースボール・マガジン社.

松浦哲也（2016）野球-小学生野球選手の障害予防-．臨床スポーツ医学，33：1074-1077．

宮下浩二（2015）打撃障害のメカニズム．臨床スポーツ医学，32（臨時増刊号）：192-196．

Murray TA, et al.（2001）The effects of extended play on professional baseball pitchers. Am J Sports Med, 29: 137-142.

Stockholm A, et al.（1969）A baseball pitcher's heart rate during actual competition. Res Q, 40: 645-649.

柳澤 修ほか（2000）高校生投手の投球数増加が身体諸機能に及ぼす影響-いわゆる100球肩の検証-．臨床スポーツ医学，17：735-739．

［平野裕一］

2章2. 年齢と疲労

(1) 青少年にみられる運動実践がもたらす疲労：
②競泳選手にみられる障害

　水泳は，生涯スポーツとして，幼い子どもから高齢者にいたるまで多くの人々に親しまれており，ジュニアからマスターズまで，競技としての競泳に参加する人も多い．また，近年のオリンピックや世界大会での日本競泳チームの活躍もめざましい．

　水泳は，全身を使う持久的な運動であり，心肺機能の向上等に貢献するため，健康づくりに適した運動である．また，水の浮力によって体重を支える必要がなく，急激に大きな力が加わることも少ないため，比較的外傷や障害が少ないと考えられる．しかしながら，競泳の選手では，練習の量も質も，健康を目的とした水泳とは桁違いであり，小学生から，1回1〜2時間の練習を，週に5〜6回行っているような例も多く，一流の選手では，1日の練習で1万m以上泳ぐこともまれではない．

　そのため，練習量の多い競泳の選手においては，運動量の累積による「使いすぎ症候群」のような慢性的な障害の発生頻度が高くなる．競泳における使いすぎによる障害の発生率をまとめたKhodaeeら (2016) の報告では，1,000 AE (Athletic Exposure，1人の選手が1回の練習に参加する単位) あたり，最大で4.0件の障害が発生するとされている．また，日本水泳連盟が指定したエリート小学生選手，準強化指定選手および強化指定選手 (小学生〜社会人) 200名を対象として行った小泉ら (2010) の調査では，全体の中で障害の既往率の高い部位は，腰29.1%，肩21.9%，膝21.1%となっている．ここでは競泳において発生するそれらの使いすぎによる障害の発生要因とその予防について紹介する．

1. 競泳における障害と発生要因

　腰部の障害は，腰椎分離症などの伸展型の腰痛と，腰椎椎間板ヘルニアなどの屈曲型の腰痛に分けられる．競泳選手における伸展型の腰痛は，クロールの息継ぎにおける体幹の回旋や，平泳ぎやバタフライにおける腰椎の過伸展により，椎間関節や棘突起に負荷が加わり発症するとされている．これらは，いわ

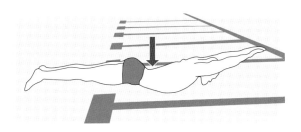

図1　腰を反ったけのびの姿勢

ゆるけのびの姿勢（ストリームライン）において，上肢を頭の上に伸ばすのに必要な肩周りや胸郭の可動性が低かったり，股関節の伸展が十分でなかったりすることで，腰を反った姿勢になってしまうことが影響していると考えられる（図1）．また，ジュニアの選手に浮力の大きなビート板を使用してのキック練習を行わせることは，腰椎の伸展を強制し，障害につながる可能性もあるため避けるべきである．

　屈曲型の腰痛は，スタートやターンの姿勢において股関節の屈曲が十分でなく，腰部に屈曲ストレスがかかることによって起きることがある．さらに，競泳選手は長時間の水中トレーニングによって水中での運動に適応し，陸上での運動において身体を支えるのに適した筋バランスを維持できなくなっている場合があり，ウエイトトレーニングなど，水中での練習以外の場面で腰部の障害を起こすリスクが高くなる可能性もある．

　肩部の障害は，水を手でかく動作（ストローク）の際に肩関節の外転挙上と内旋が繰り返され，棘上筋腱と上腕二頭筋腱が烏口肩峰靱帯に挟み込まれること（インピンジメント）によって発症するものが多く，水泳肩ともいわれている．クロールで25mを泳ぐとき，泳者は約10回ストロークを行う．練習のすべてをクロールで行うわけではないが，1日に1万mクロールで泳いだとすると，4,000回はストロークを行うことになり，肩関節に大きな負担がかかることは容易に想像できる．

　ストローク動作においてインピンジメントのリスクが高まる局面の1つに，クロールにおいて手を水面上で前方に戻すリカバリー期（図2右）がある．これは，リカバリー期に，肩甲面を超えて背中側まで腕を水平外転させることを繰り返すことによるものである．また，バタフライやクロールでは，効率よく

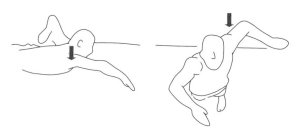

図2　クロールにおいて肩関節のインピンジメントを起こしやすい局面

水をかくため，手が入水した後のキャッチ動作で，肘を高い位置に保ち，上腕を内旋して肘頭を上方に向けたまま肘関節を屈曲する姿勢，いわゆるハイエルボー姿勢（図2左）を取るが，このキャッチ動作におけるハイエルボー姿勢においてもインピンジメントが起こるリスクが高い．

このような泳ぎのフォームに起因するインピンジメントのリスクは，肩周りや胸郭の可動性の低下，肩関節の不安定性などによって一層高くなる．また，練習量の増加や休息の不足にともなう疲労の蓄積，筋力や筋バランスの低下も水泳肩の発生リスクを高める要因となる．さらに，ハンドパドルといった用具の使用も水泳肩を発生させる要因の1つとしてあげられる．

膝部の障害は，膝の動きが大きい平泳ぎにおいて主に発症する．この障害は，平泳ぎ膝と呼ばれ，膝関節内側側副靱帯の炎症や内側半月板，内側のタナの障害をまとめたものである．平泳ぎでは，キック動作の引きつけの際の抵抗を減らすことを目的として，膝をあまり開かずにつま先を外に向けた状態から，一気に膝を伸展して足の裏で水を蹴るウィップキックという技術が，現在では主流となっている．この動作においては，キック時に膝関節に外反や伸展の負荷が大きくかかるため障害が発生するリスクが高くなると考えられる．

2．競泳における障害の予防

競泳において発生する障害は，使いすぎによるものが多く，練習の増加や休息の不足にともなって発生する．たとえば，水泳肩では，初期においては，泳いでいるときに少し違和感を覚える程度だったものが，そのまま同じフォームで練習を続けていくことで，段々とはっきりした痛みになり，最終的には練習中だけでなく，日常生活でも痛みを感じるようになることがある．このような

障害を防ぐためには，まず，疲労をため込まないよう，練習量と休息のバランスを適切なものとし，練習後のストレッチングやアイシングなどのケアをきちんと行っていくことが必要である．

また，適切な技術を身につけ，筋力の向上や筋バランスの改善，柔軟性の向上に努めていくことが必要となる．たとえば，腰の障害を予防するためには，腰椎や胸椎の過剰な前後弯を抑制するため，体幹の安定性と胸郭や股関節の可動域の改善に取り組むことが必要となる．一方，肩の障害を予防するためには，肩周りの可動性の向上や肩関節外旋筋群の強化を行うとともに，胸郭や体幹の回旋（ローリング）を大きくした水泳フォームを身につけることがよいと考えられる．

おわりに

競泳選手にみられる使いすぎによる障害は，過度の練習量，筋力やそのバランス，ストレッチなどのケアの不足，間違った技術，練習用具の不適切な使用など，未然に防ぐことができる要因も多い．競泳では，ジュニア期から，年代別のレースが行われ，指導者は，その年代のレースで勝利することを目指すあまり，成長期の選手に対して過度な要求を突きつけ，練習量を多くしすぎたり，練習の質を高くしすぎたりしてしまいがちである．その結果，疲労が蓄積し，使いすぎの障害を起こしてしまうことになる．競泳において発生する障害は慢性的なものが多く，選手生命にかかわったり，ひどい場合には，日常生活にも支障をきたす状態になったりすることさえある．目先の勝利にとらわれず，選手の成長や技術習得段階に合わせた練習内容を考え，運動実践がもたらす障害の発生を未然に防ぎながら競技力の向上を目指した強化を行っていくことが指導者には求められている．

文　献

小泉圭介ほか（2010）一流競泳選手に対する世代別・泳法別障害既往調査．日本臨床スポーツ医学会誌，18：S170．
Khodaee M, et al.（2016）Medical Care for Swimmers. Sports Med Open, 2: 27.

［立　正伸］

2章2. 年齢と疲労

(2) 中高年の運動不足解消と疲労

　加齢にともなう身体諸機能による低下に対し，定期的な運動実践がさまざまな効果をもたらすことは，もはや自明の事実である．しかしながら，運動という刺激は，身体に対して，必ずしもプラスに働きかけるだけでなく，マイナスに働きかけることもまた事実である．

　本項では，加齢にともない疲労という現象が受ける影響と，定期的な運動習慣のない中高年者が健康の保持・増進を目的に運動を続ける際に，疲労に代表される運動によるマイナスの影響をなるべく小さくして，体力向上に代表される運動によるプラスの影響を大きくするための方策について提案する．

1. 加齢と疲労

　図1は，高齢者と若年者が，肘関節屈曲動作を行った際の力発揮の低下が始まる時間を比べたものである（Hunterら，2004）．また図2は，足関節背屈動作を行った際の時間経過にともなう力発揮および，末梢収縮特性の変化を示したものである（Russら，2008）．これらの図が示すように，相対的に同水準の力発揮をした場合，相対的な力発揮の低下（最初に発揮した力に対する時間経過にともなう相対的な力の減退率）をみると，若年者と高齢者には差がない，あるいは図1が示すように，かえって高齢者のほうが疲労耐性があるとする研究は多い．これは，加齢にともない，筋内の遅筋線維の割合が高齢者のほうが高いことに関係するといわれている．

　また，加齢が疲労に及ぼす影響については，異なる結果を報告する研究が多いが，その原因としては，対象の年齢層，行う運動の種類，強度，時間，活動様式などが，研究によって異なることが大きく影響している．等尺性筋活動のように，速度の要因が入らない筋活動では大きな差は生じないが，疲労の評価指標の単位がパワーの場合には，速度の要因が関係してくることに一因し，より加齢の影響を大きく受けるといわれている（Cristieら，2011）．

　しかしながら，われわれの日常生活においては，疲労は相対的に知覚するも

2. 年齢と疲労

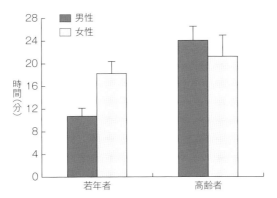

図1 若年者と高齢者が最大随意筋力の20%で肘関節屈曲動作を行った際に，10%以上力が低下し始める時間(Hunterら，2004)

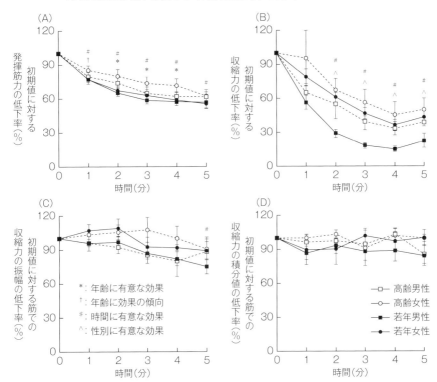

図2 若年者および高齢者の時間経過にともなう足関節背屈動作の力（上段）および末梢収縮特性の変化(Russら，2008)

のでなく，たとえば，自分の体重を移動させる，同じ重さの荷物を持つといった絶対的な負荷を基準に知覚することを考えると，歩くといった移動運動や，椅子の立ち座り等の日常動作においては，加齢にともない絶対的な動作を行うときの疲労感は，加齢にともない大きくなることは容易に予想できる．

2．運動によるプラスとマイナスの効果

2016年にスポーツ庁が行った18〜79歳の男女20,000人に対して行ったスポーツの実施状況等に関する世論調査によれば，スポーツや運動の実施率は，20〜40歳代が低率傾向である一方，高齢者は高率傾向にあるという．また同じ調査で，運動が嫌いな理由の1位は「苦手だから」だが，2位は「疲れるから」がランクインしている（図3，スポーツ庁，2016）．確かに，運動は疲れる．言い換えれば，疲れるくらいのほうが運動なのだともいえるわけで，疲れるのが，運動嫌いの理由にあがるのは，当然のことといえよう．

運動は，必ずしも身体によい影響を与えるわけではない．たとえば，スポーツ選手の場合には，トレーニングをしすぎて，いわゆる「オーバートレーニング」の状態になると，トレーニングをしているのに，体力が向上しない，記録があがらないといった状態に陥る．また，過度な練習量によって，スポーツ選手が疲労骨折を起こすといったスポーツ傷害も，運動によるマイナスの影響の1つである．また誰もが経験したことのある「疲労」も，いわゆる運動の「悪い」影響の1つであろう．

図4は，運動を行った後に身体に生じるプラスとマイナスの効果を示しており，その差分が体力やスポーツ種目の記録といったトレーニング効果につながることを模式的に示したものである．この図が示すように，運動を行うと，一過性には，身体はマイナス方向への適応をみせる．この中には，本項の大きなテーマである「疲労」が含まれる．そして「疲労」から回復する過程において，身体ではプラス方向への適応，すなわち体力の向上，筋肥大といった身体の生理的変化が生じる．このマイナス方向とプラス方向の変化の差分が，実際に目に見える運動効果，たとえば，スポーツでいえば記録の変化になるという考え方である．

スポーツ選手が，一流のパフォーマンス発揮を目指すためには，なるべく練習やトレーニングによるマイナスの影響は小さくして，プラスの影響を大きく

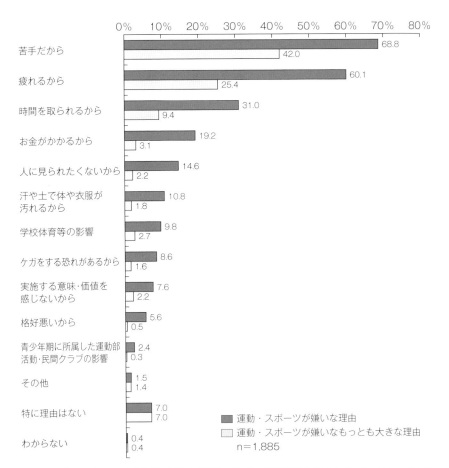

図3　運動・スポーツの実施阻害要因「運動・スポーツが嫌いな理由」(スポーツ庁，2016)

したい．その種目でのパフォーマンスの変化を，前述の考え方を元に，トレーニングによるプラスの影響とマイナスの影響という拮抗する2つの要素から数学的モデルを使って評価した先行研究によると，トレーニングによるマイナスの効果が長く残るようなトレーニングを行うと，トレーニングを続けているにもかかわらず，スポーツでの記録が落ちていくケースがあるという(水村(久埜)ら，1999)

　一般に，健康の保持・増進を目的として運動を実施する場合，前述のスポー

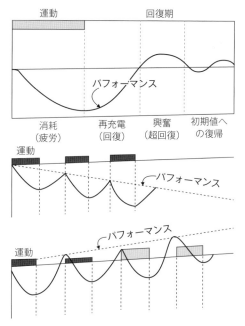

図4 トレーニング実施方法によるトレーニング効果出現の違い
(Banisterら(1980)より作図)

ツ選手にみられるようなオーバートレーニングや傷害のような事例が起こることは稀だが,定期的な運動習慣をもたない中高年者にとっては,身体の状態が良好でないと,運動による体調不良や体力への逆効果といった現象は起こりうる.

われわれは,女性を対象に,トレーニングと食事指導を同時に行った減量プログラムの参加者を,食事制限を大きく行った群とあまり食事制限をしなかった群に分けて分析をしたところ,前述の運動によるマイナスの影響が,食事制限を大きく行った群では長く残るという結果が得られた(水村(久埜)ら,1999).ほぼ同じ強度のトレーニングをしていたとしても,食事により摂取するエネルギー量が少ないと,より疲労が蓄積し,かえって運動による効果が生じにくい状況を作っている可能性は高い.

3.疲労を大きく残さない運動実践のポイント

運動すれば疲労という現象は必ず生じる.しかしながら疲労の残存時間は,

表1　FreidによるFrailty（フレイル）の定義

下記の5項目から3項目以上該当するとフレイル，1～2項目だけの場合には，フレイルの前段階としてのプレフレイルと判断

1. **体重減少**：意図しない年間4.5kgまたは5％以上の体重減少
2. **疲れやすい**：何をするのも面倒だと週に3～4日以上感じる
3. **歩行速度の低下**
4. **握力の低下**
5. **身体活動量の低下**

(Friedら，2001)

運動を行う環境によって変化する．「疲れる」から運動したくない中高年者にとって，「疲れを少なく」あるいは「疲れから速く回復」することは，運動を続けるうえでの重要な要素である．それには，運動に欠かせない「食事」と「休養」（あるいは運動を行うタイミング）に対する配慮が必要である．

運動と疲労と食事に関しては，炭水化物の摂取が疲労を軽減することが知られている（Coyleら，1984）．中高年者の食事に関しては，高齢者を中心に，低栄養の問題が指摘されている．近年話題となっている「フレイル」の診断基準（表1，Friedら，2001）の中にも，体重減少が含まれている．中高年者，特に高齢者においては，身体の脆弱化にともなう低栄養の問題があげられる．それゆえ，中高年者は，運動を行う中での質・量ともに適切な栄養（食事）の摂取を心がける必要がある．前述のとおり，糖質の摂取は疲労を軽減する効果が期待できることから，適切な摂取が薦められる．それに加えて，高齢者では，タンパク質の摂取が十分でないとする報告もあることから，筋機能の維持に欠かせないタンパク質の摂取に対する意識も必要である．

また食事と同様に，運動中のみならず前後の水分摂取も重要である．脱水は，若年者であっても体力の低下を引き起こし，より疲労しやすい生理状況を招く．加齢にともない体内の水分調節機能だけでなく，喉が渇いたといった感覚も低下することから，運動中だけでなく，その前後にも，一定の時間間隔で水分摂取することが，運動による疲労軽減のためには欠かせない．

運動を行うだけでなく，いかに休むかといった「休養」への配慮も必要である．

2章　理論と実際

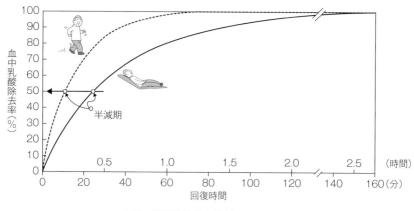

図5　積極的休養の効果(Fox, 1984)

　そのため，週に何回運動するといった週の頻度だけでなく，運動を行うタイミング，すなわち運動と運動の間の休養をどのようにとるかも，運動による効果を大きくするためには重要である．一般に，レジスタンストレーニングについては，筋に大きな負荷がかかることを考慮して，必ず次のトレーニングまでに休養を入れて，筋が損傷から回復する時間をとることが基本とされている．中高年者が体力の保持・増進を目的に行う運動は，レジスタンストレーニングほど大きな負荷はかからないが，体力の低下にともない身体へのダメージは大きくなることが予想される．そのため，週3日運動を行う場合には，連続した3日ではなく，間に休みを入れた3日とする，あるいは，少し強度の高い運動を行った翌日は，休養日を入れるといった工夫が必要であろう．

　中高年者にとっての運動実践は，短期間で効果をあげるものではなく，一生続けられるペースと内容でなくてはならない．このためには，運動に強く関連する栄養や休養の質および量に留意し，コンディションのよい状態かつ無理のないペースでの運動実践に対し，若年者以上に配慮が必要と考える．

　また，運動をしない「休養」日の過ごし方も大切である．図5は，横になって休養する場合と，軽い有酸素性運動をしながら休養する場合の血中乳酸濃度を比較したものである．これをみるとわかるように，疲れたからといって，横になって休養しすぎると，疲労が長く残る可能性がある．特別な運動やトレーニングを休む日でも，近所に買い物を出るといったように，散歩に近い運動は

したほうが，返って疲労回復には効果的である．運動は，スイッチのオンオフのように，「する」「しない」と極端にするのではなく，「しっかりする」「少し控える」といった穏やかな変化の中で行うことが，特に高齢者にとっては好ましいと考える．

文　献

Banister EW, et al.（1980）Planning for future performance: implications for long term training. Can J Appl Sport Sci, 5: 170-176.
Christie A, et al.（2011）Systematic review and meta-analysis of skeletal muscle fatigue in old age. Med Sci Sports Exerc, 43: 568-577.
Coyle EF, et al.（1984）Effectiveness of carbohydrate feeding in delaying fatigue during prolonged exercise. Sports Med, 1: 446-458.
Fox EL（1984）Sports Physiology, 2nd ed. CBS College.
Fried LP, et al.（2001）Frailty in older adults: evidence for a phenotype. J Gerontol A Biol Sci Med Sci, 56: M146-M156.
Houston DK, et al.（2008）Dietary protein intake is associated with lean mass change in older, community-dwelling adults: the Health, Aging, and Body Composition（Health ABC）Study. Am J Clin Nutr, 87: 150-155.
Hunter SK, et al.（2004）Influence of aging on sex differences in muscle fatigability. J Appl Physiol, 97: 1723-1732.
Mika A, et al.（2007）Comparison of recovery strategies on muscle performance after fatiguing exercise. Am J Phys Med Rehabil, 86: 474-481.
水村真由美（1998）有酸素性トレーニングの適応過程について．バイオメカニクス研究．2：222-233．
水村（久埜）真由美ほか（1999）肥満傾向者を対象とした有酸素性トレーニングによる適応現象の個人差－トレーニングによるプラスとマイナスの影響を考慮して－．小野スポーツ科学，7：75-87．
水村（久埜）真由美（2000）運動とからだ．山海堂．
Russ DW, et al.（2008）Contrasting influences of age and sex on muscle fatigue. Med Sci Sports Exerc, 40: 234-241.
スポーツ庁（2016）スポーツの実施状況等に関する世論調査．http://www.mext.go.jp/sports/b_menu/toukei/chousa04/sports/1381922.htm（参照日：2017年6月19日）

［水村（久埜）真由美］

2章2．年齢と疲労

（3）身体活動量からみた疲労と健康寿命

1．現代人の身体活動量と健康

　科学技術の急速な進歩や経済の発展により，現代人の生活環境は大きく様変わりした．機械化・省力化の進行は便利で効率的な生活をもたらしたが，その反面，われわれ人間の日常生活における身体活動量を極端に減少させ，さまざまな健康障害を引き起こす結果をも招いている．身体活動量が多い者は疾病への罹患率や死亡率が低いこと，身体活動や運動がメンタルヘルスや生活の質（QOL）の改善に効果をもたらすこと，高齢者においても歩行など日常生活における身体活動が寝たきりや死亡を減少させる効果があること，生活習慣病の予防などの効果は身体活動量の増加に従って上昇することなど，身体活動量と健康との関連を明らかにした研究が数多く報告されている．

　WHO は，1996 年に開かれた身体活動・エイジング・スポーツに関する国際シンポジウムにおいて，「加齢による変化の多くが身体活動量の減少によるものであること」「年齢や障害に関係なく身体活動の実施が健康・体力に貢献すること」を明記したハイデルベルグ・ガイドラインを発表し，2010 年には全世界の死亡に対する危険因子の第 4 位が身体活動不足であるとして，健康のための身体活動に関する国際勧告を出した．日本における統計では，身体不活動は喫煙，高血圧に次いで非感染性疾患（NCD）による死亡の危険因子の第 3 位にランクされている（図 1，Ikeda ら，2011）．Lee ら（2012）が 122 の国と地域を対象に NCD に対する身体不活動の人口寄与割合を算出した結果によると，日本のそれは 122 カ国全体の中央値と比べて 1.6～1.7 倍高い値を示しており，身体不活動の解消によって平均余命が世界全体で 0.68 年，日本では 0.91 年延伸するとの推計を示している．

　さらに近年は，中・高強度の身体活動量が不足した状態を指す不活動（inactivity）とは別の概念として，「座り過ぎ」による健康障害への認識が高まっており，予防医学や公衆衛生学の分野において座位行動（sedentary behavior；座位および臥位におけるエネルギー消費量が 1.5 メッツ以下のすべての覚醒行

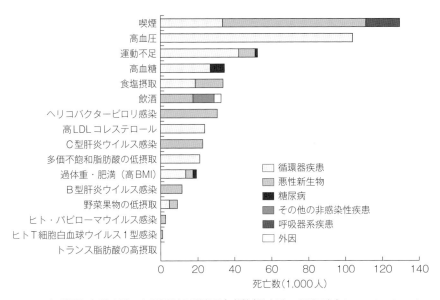

図1 わが国におけるリスク要因別の関連死亡者数(男女計,2007年)(Ikedaら,2011)

動)の研究が盛んになっている.アメリカとオーストラリアの研究では,成人の1日の覚醒時間における中・高強度身体活動はわずか5％程度にすぎず,大半の時間は低強度身体活動(35～40％)と座位行動(55～60％)が占めているという.また,世界20カ国について平日の総座位時間を調べた研究によると,全体の中央値が300分であったのに対し,日本は420分であり,サウジアラビアと並んで20カ国中最長の値を示している.

1日の総座位時間が多くなるほど,総死亡リスクや肥満,体重増加,糖尿病,一部のがん,冠動脈疾患への罹患リスクを高めること,さらには認知機能や抑うつ,運動器疼痛などにもつながっていることが指摘されている.死亡率や罹患率への影響だけでなく,ほとんど身体を活発に動かさない日常が続くことで,子どもでは体力・運動能力の発達が妨げられ,高齢者では廃用性の身体機能低下が進行して自立自助能力を維持できなくなる可能性が高まる.

つまり,身体活動量の減少は身体諸機能の予備能力(最大能力と日常活動に必要な能力の差)を低下させ(余力の不足),肉体に負担がかかるとすぐに疲労してしまうことになる.長く立っていられない,荷物を持って歩くことがつ

らい，階段を上ると息切れがするなど，身体の予備能力の低い者は，疲労感が早く訪れることになる．すでに老化による体力低下が進んでいる高齢者においては，特に疲労を来しやすく，疲労から回復するのにも時間がかかる．場合によっては疲労が慢性化し，体調不良から病的状態に陥ることもある．

2．超高齢社会の到来と健康寿命の概念

日本の高齢者人口は，「団塊の世代」が65歳以上となった2015年には3,395万人，2025年には3,657万人に達することが見込まれている．総人口に占める65歳以上人口の割合（高齢化率）は，2015年に26.7％，2035年には33.4％，そして2060年には高齢化率39.9％に達し，国民のおよそ2.5人に1人が65歳以上となり，しかも4人に1人は75歳以上の後期高齢者が占めるという．高齢化率の高さと進行の速さからみて，まさにわが国はこれまで世界のどの国も経験したことのない超高齢社会を迎えている．高齢化の進行にともない日本人の平均寿命も伸び続けており，2016年は男性80.98歳，女性87.14歳となった．そして2060年には，男性は84.19歳，女性は90.93歳となり，女性の平均寿命は90年を超えると予想されている．

長寿はもはや珍しいことではなくなった．しかしながら，健康上の問題で日常生活が制限されることなく生活できる期間を指す「健康寿命」の調査結果をみると，男性71.19歳，女性74.21歳（2013年統計）で，平均寿命より男性は9年余り，女性は12年余り短い．この年数の差はつまり，高齢者が他者の助け（支援や介護・看護）を必要とする期間の長さを示している．

そこで，健康日本21（第二次）では，2022年までの目標の1つに「平均寿命の増加分を上回る健康寿命の増加」を掲げている．要介護となった原因の約3割は脳血管疾患や心疾患などの生活習慣病であるが，約5割は認知症や衰弱，関節疾患，転倒・骨折といった高齢期に生じる障害が原因になっている．高齢者の障害発生パターンは，高齢前期に生活習慣病が原因となって短期間で生活機能が急激に低下するタイプと，高齢後期に老化の影響を受けながら比較的長期にわたって徐々に低下するタイプに分けられ，男性の7割，女性の9割が高齢後期に生じる障害パターンに属するという．

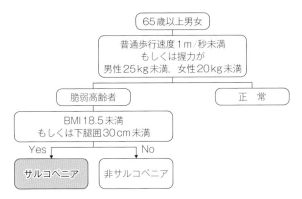

図2　国立長寿医療研究センターによるサルコペニアの簡易判定法（NILS-LSA）
（下方ら，2012）
NILS-LSA：国立長寿医療研究センター・老化に関する長期縦断疫学研究

3．フレイルとサルコペニアの診断と対策

　加齢にともなうさまざまな臓器機能変化や予備能力低下によって，外的なストレスに対する脆弱性が亢進した状態を老年医学の分野では「フレイル（frailty；虚弱）」と呼んで，健康な状態と要介護状態の中間に位置づけている．多くの高齢者は健康な状態からフレイルの時期を経て要介護状態に至る．フレイルの評価には Friedら（2001）の基準が採用されることが多い．すなわち，①体重減少，②易疲労感，③身体活動性低下，④歩行速度の低下，⑤筋力（握力）低下のうち，3項目以上該当するとフレイル，1～2項目該当するとプレフレイル（フレイル予備群）とされる．

　日本においても 65歳以上の地域在宅高齢者 5,104名を対象に，上記5項目の基準を体重減少（この2年間で体重が5％以上減少した），易疲労感（自分は活力が満ち溢れていると感じない），身体活動性低下（軽い運動・体操および定期的な運動・スポーツを実施していない），歩行速度低下（1.0 m/秒未満），握力低下（男性 26 kg 未満，女性 17 kg 未満）として3項目以上に該当する者を調べたところ，11.3％が該当したという（Shimadaら，2013）．つまり，要介護認定を受けていない高齢者のおよそ1割はフレイルであると予想される．フレイルは，身体的（physical）側面だけでなく，精神心理的（cognitive），社会的（social）側面も含む概念とされているが，身体的側面を評価する代表的な構成要素の中に「疲労感」が含まれていることに注目したい．

表1 健康長寿の促進要因と阻害要因（地域高齢者を対象とした長期縦断研究）

生活習慣	飲　酒(適量)	⇧	身体	聴　力(低い)	―
	喫　煙(吸う)	⇩		視　力(低い)	⇩
	睡眠時間(長い)	⇩⇩		咀嚼力(低い)	⇩⇩
	仕事・社会活動(活発)	⇧⇧		退院(過去1カ月にある)	⇩
心理	健康度自己評価(よい)	⇧⇧		入院(過去1年にある)	⇩⇩
	抑うつ傾向(あり)	⇩		慢性疾患(あり)	⇩
体力	筋　力(強い)	⇧⇧	血液検査	アルブミン(高いほう)	⇧
	バランス能力(高い)	⇧⇧		コレステロール(高いほう)	―
	歩行速度(速い)	⇧⇧		血　圧	―

⇧ 促進要因(2本線は関連が強い)　　⇩ 阻害要因(2本線は関連が強い)
(新開, 2009)

　一方フレイルの主な原因は，「サルコペニア」であることが指摘されている．サルコペニアは，筋量と筋力の進行性かつ全身性の減少に特徴づけられる症候群として，2010年にヨーロッパのワーキンググループがコンセンサスを発表し，筋量および握力と歩行速度を指標とする臨床的な診断基準が示された．2013年にはアジアサルコペニアワーキンググループ（AWGS）も設立され，アジア人のための診断基準を提唱している．日本では国立長寿医療研究センターの老化に関する長期縦断疫学研究で「サルコペニアの簡易判定法（NILS-LSA）」を作成している（図2，下方ら，2012）．

　サルコペニアもフレイルも，運動や栄養など適切な介入によって健康な状態に戻すことができる．地域高齢者を対象とした長期縦断研究（新開，2009）によると，健康長寿を促進する要因として体力（筋力，バランス能力，歩行速度）や心理・社会機能（仕事や社会活動性や健康感）が強く影響を及ぼしていた（表1）．このことは，運動や身体活動によって体力と意欲を高め，疲れにくい身体をつくることが健康寿命の延伸につながることを意味している．そして，5,000人余りの男女を誕生から53歳まで追跡調査したイギリスのコホート研究により，幼少期から思春期までの発育・発達状況は中年期の体力と有意に関連しており，成人期の身体活動が活発な者ほど中年期の体力が良好であり，中年期の体力が高いほど高齢期の生存率が高かったことが明らかにされている．若い頃からの身体活動量がその後のライフステージの機能的予備力を決め，健康

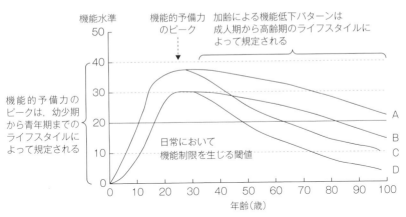

図3 生涯における機能変化の概念図とライフコースアプローチの重要性(Kuhら（2014）より引用改変）
A：通常の発達と老化のパターン，B：発達が不十分で機能的予備力のピークが低い状態から老化していくパターン，C：通常の発達後，老化が加速するパターン，D：発達が不十分で，なおかつ老化が加速するパターン．

寿命の長さにも影響を及ぼすと考えられるのである（図3）．

文 献

Fried LP, et al.（2001）Frailty in older adults: evidence for a phenotype. J Gerontol A Biol Sci Med Sci, 56: M146-M156.

Ikeda N, et al.（2011）What has made the population of Japan healthy? Lancet, 378: 1094-1105.

Kuh D, et al.（2014）A life-course approach to healthy ageing: maintaining physical capability. Proc Nutr Soc, 73: 237-248.

Lee IM, et al.（2012）Effect of physical inactivity on major non-communicable diseases worldwide: an analysis of burden of disease and life expectancy. Lancet, 380: 219-229.

Shimada H, et al.（2013）Combined prevalence of frailty and mild cognitive impairment in a population of elderly Japanese people. J Am Med Dir Assoc, 14: 518-524.

下方浩史ほか（2012）日常生活機能と骨格筋量，筋力との関連．日本老年医学会雑誌，49：195-198．

新開省二（2009）高齢者にとっての身体活動および運動の意義－老年学の立場から－．日本公衆衛生雑誌，56：682-687．

［沢井史穂］

2章3. 短時間運動が発生させる疲労

(1) 個人球技の身体活動量：①バドミントン

　バドミントンには男子シングルス，女子シングルス，男子ダブルス，女子ダブルス，混合ダブルスの5つの種目があり，いずれも間欠的に短時間で高強度のラリーを繰り返す点では共通しているが，それぞれ特性が異なり，身体活動量も異なる．その中で，トレーニングを試合に即した有効なものにする目的で，試合時間，ラリー時間（1ラリーあたりの時間）やレスト時間（ラリー間におけるレストの時間）について検証したり，生理学的なデータを測定したりすることによって，種目ごとに必要となる身体活動量を評価する試みが行われてきた．

1．試合における身体活動量の評価

　バドミントンは，21点×3ゲームのラリーポイント制（2ゲーム先取）で行われる．表1は，世界トップレベルの選手たちが出場するツアー大会「スーパーシリーズ」の1つ，ジャパンオープン（2015年9月・東京）で撮影した試合映像から，各種目の試合特性に関する指標を算出したものである．この表からは，ゲーム数によって幅があるものの，試合時間は平均で40〜60分程度であり，最長では90分を超える試合もあることがわかる．その中で，男子ダブルスと混合ダブルスの2種目については，他の種目と比較して試合時間がやや短いのが特徴的である．その要因としては，レスト時間は20秒程度と種目間で差がない中で，ラリー時間が他の種目では10秒程度であるのに対し，この2種目では6秒程度と短いことがあげられる．ダブルス種目では，シングルス種目と比較してストローク数／秒（1秒あたりのストローク数）の値が大きいように，ラリーの展開が速く，より短い時間で1つ1つのラリーが決着しやすい．そのため，シングルス種目に対してダブルス種目では，一度に長い距離を動くことは少ない一方で，瞬発的な素早い動きやより大きなパワー発揮が求められる．ただし，ダブルス種目でも女子ダブルスではラリーが持続しやすく，スピードのある動きを続けられる持久的能力も求められると考えられる．

表1 バドミントン「ジャパンオープン2015」における各種目の試合特性に関するデータ

	男子シングルス	女子シングルス	男子ダブルス	女子ダブルス	混合ダブルス
分析試合数	30	28	30	28	30
平均試合時間(分)	50.4±15.8	51.9±17.5	44.3±13.7	48.8±16.4	41.2±12.3
最長試合時間(分)	93	91	68	94	78
ゲーム時間(分)	20.7±4.4	19.9±3.9	17.9±4.6	19.8±3.7	17.8±3.7
ラリー時間(秒)	10.7±2.4	9.2±1.6	6.5±1.1	10.0±2.2	6.2±0.8
レスト時間(秒)	21.9±3.6	21.1±3.8	21.1±5.0	20.9±3.8	20.6±3.5
ワーク/レスト比	0.49±0.09	0.45±0.08	0.32±0.08	0.49±0.12	0.31±0.05
ストローク数/ラリー	11.5±2.3	8.9±1.4	9.7±1.5	12.4±2.4	8.7±1.1
ストローク数/秒	1.08±0.04	0.97±0.05	1.51±0.07	1.25±0.07	1.39±0.06

　試合中の生理学的データに関しては，Faudeら（2007）が世界ランキングを有する選手12名（男性4名：21.3±1.7歳，女性8名：21.8±2.1歳）を対象とした研究を行っている．この研究では，選手に2分間のインターバルをはさんだ15分間×2ゲームのシングルスの試合を行わせ，試合中の酸素摂取量と心拍数を測定している．選手の最大酸素摂取量は男子で61.8±5.9 mL/kg/分，女子で50.3±4.1 mL/kg/分であり，試合中の酸素摂取量は平均で最大酸素摂取量の73.3％，心拍数は最高心拍数の89.0％まで上昇していた（図1）．このように，シングルスの試合では平均的に高い強度でラリーが繰り返され，有酸素性のエネルギー産生をベースとしながら，無酸素性のエネルギー産生も要求される．そのため，ラリー中に産生された乳酸を酸化して血中乳酸濃度の上昇を抑え，ラリー間の短いレスト時間で回復するためにも，選手は有酸素性作業能力を高める必要があるだろう．

　このことと関連して，図2は男子シングルス選手Aについて，ある一定期間，勝った試合と負けた試合とでワーク/レスト比（ラリー時間とレスト時間のバランス）を比較したものである（飯塚ら，2016）．このデータからは，選手Aに関して，勝った試合では負けた試合よりもワーク/レスト比が有意に小さいという結果が示された．すなわち，選手Aがバドミントンの間欠的で高強度のラリーに対応し，試合に勝つためには，ラリー時間に対してレスト時間をより長くとることが必要であると推察される．そのため選手Aにおいては，負けた試合におけるワーク/レスト比の数字を参考に，改善に向けた練習やトレーニングに取り組んでいくことが必要だと考えられる．

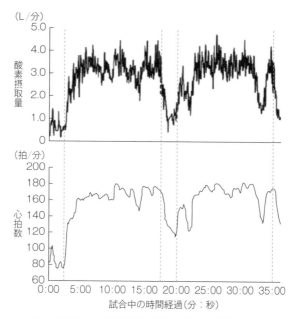

図1　シングルスの試合中の酸素摂取量と心拍数の推移(Faudeら，2007)

2．トーナメントにおける疲労の蓄積

　スーパーシリーズのようなトーナメントで勝ち上がるためには，試合中ばかりでなく，試合と試合の間におけるリカバリーも重要となる．スーパーシリーズの本戦は32名の選手もしくはペアで争われ，優勝するには1日1試合，計5試合に勝利しなければならない．そのため，連日の試合によって蓄積する疲労への対応がトーナメントの勝ち上がりに向けて不可欠となる．

　松本ら（2017）は，スーパーシリーズの1つであるオーストラリアオープン（2015年5月・シドニー）において，選手のコンディションや食事量および食事内容の推移を調査している．その中で，トーナメントが進むに従って試合時間が長くなり，主観的疲労感が増す一方で，エネルギーや炭水化物の摂取量が目標量に達していなかった選手の事例について報告し，高強度かつ長時間の試合で中心的なエネルギー源となる筋グリコーゲン量が，試合ごとに十分に回復されないままであった可能性があると指摘している．そして，大会期間を通じたリカバリーの方策として，十分な量のエネルギーや炭水化物を摂取すること

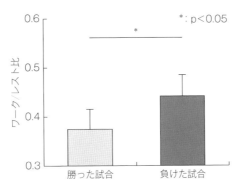

図2 選手Aが勝った試合と負けた試合における「ワーク/レスト比」の比較（飯塚ら，2016）

に加え，タンパク質を摂取することで筋量を保つとともに筋グリコーゲンの合成を高めることを推奨している．

3．効果的なトレーニングの立案に向けて

バドミントンでは，2006年に15点×3ゲームのサービスポイント制（女子シングルスのみ1試合＝11点×3ゲーム）から現在の21点×3ゲームのラリーポイント制へとルールが変更され，それにともなって各種目で求められる身体活動量が変化した．このルール変更は，試合時間の短縮を主な目的としたものだったが，現行のルールにおいても試合時間が再び長くなり始めたことから，現在，11点×5ゲームのラリーポイント制をはじめとしたさらなるルール変更が検討されつつある．こうした状況の中で，効果的なトレーニングを計画するには，各種目における試合特性の評価を経時的に行い，求められる身体活動量を定量的に評価していくことが重要になるだろう．

文献

Faude O, et al.（2007）Physiological characteristics of badminton match play. Eur J Appl Physiol 100: 479-485.

飯塚太郎ほか（2016）試合映像分析を通じたバドミントン選手の体力特性及びコンディションの評価．バイオメカニクス研究，20：73-77

松本なぎさほか（2017）バドミントン日本代表選手における海外遠征中の食事管理に関する栄養サポート．日本スポーツ栄養研究誌，10：70-76．

［飯塚太郎］

2章3. 短時間運動が発生させる疲労

(1) 個人球技の身体活動量：②テニス

1. ラリー時間と休憩時間

テニスは生理学的にみてどのようなスポーツだろうか．Mendez-Villanuevaら（2007）が，8名の男子プロテニスプレーヤーのシングルス試合中のデータを報告した論文をみてみたい．図1はラリー時間（サービスを打った瞬間からポイントが決まった瞬間までの時間）と休憩時間（ポイントが決まった瞬間から次のサーブが打たれる瞬間までの時間）を示しており，ラリー（打ち合い）の多くが0～9秒の間に終わること，休憩時間がラリー時間よりもずっと長いことなどがわかる．図2はラリー数を示している．ラリー数1というのはサービスのみでポイントが決まったこと，ラリー数2というのはサービスの次のリターンでポイントが決まったことを意味している．全ポイントの半数以上がサービスもしくはリターンでポイントが決まっていることになる．

図1と併せると，テニスの試合が比較的短時間の運動を間欠的に繰り返しているということがみてとれる．なお平均ラリー時間は7.5秒，平均休憩時間は16.2秒，平均ラリー数は2.7であった．平均ラリー時間は他の研究においても6～10秒程度という報告が多い（Torres-Luqueら，2011）．なお2017年のオーストラリアンオープン（テニスの4大大会の1つ）男子決勝は，試合時間が3時間37分でその中で289ポイントがプレーされた．1ポイントあたりの平均移動距離は約11 mに過ぎず（Australian open，2017），テニスが瞬発的な運動の間欠的な繰り返しであることを裏付けている

2. 血中乳酸濃度

テニスの論文を数多くレビューしたTorres-Luqueら（2011）によると，試合中の血中乳酸濃度はおおむね2～4 mmol/Lであるが，状況によっては10 mmol/L程度まで上昇することもあるという．上記のMendez-Villanuevaら（2007）は，試合中の平均値が3.8 mmol/Lであり，サービスゲーム後の休憩時には平均4.6 mmol/Lであったのに対し，リターンゲーム後の休憩時には平

3. 短時間運動が発生させる疲労

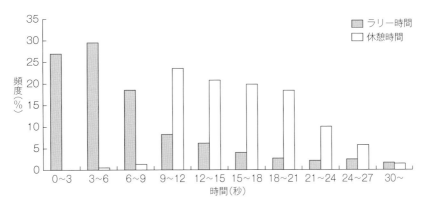

図1　1ポイントごとのラリー時間と休憩時間の分布
（Mendez-Villanuevaら（2007）より引用改変）

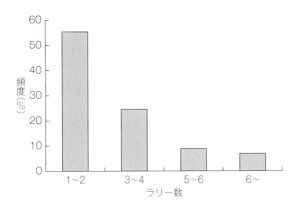

図2　ラリー数の分布（Mendez-Villanuevaら（2007）より引用改変）

均3.2 mmol/Lと報告しており，サービスが激しい動作であることをうかがわせる．一方Fernandez-Fernandezら（2007）は，サービスゲームとリターンゲームの血中乳酸濃度に違いがみられないと（平均2.03 mmol/L）報告するなど，サービスゲームとリターンゲームの血中乳酸濃度については一致した見解が得られていない．

　コート表面の種類と血中乳酸濃度の関係については比較的一致した見解が得られており，クレーコートでの試合ではハードコートに比べて血中乳酸濃度が高くなりやすい（Torres-Luqueら，2011）．これはクレーコートでは打ち合い

が続きやすく，1ポイントあたりのプレー時間が長くなることに起因すると思われる．

3．心拍数

シングルスの試合中の心拍数については，おおむね140～160拍/分という報告が多く，これは最高心拍数の70～80％程度に相当している（Torres-Luqueら，2011）．ダブルスの試合中の心拍数についての報告は多くないが，佐藤ら（2001・2004）による大学生テニス部員を対象とした報告がある．それによると，男子部員はシングルスにおいて平均143.7拍/分だったのに対して，ダブルスは平均125.0拍/分（佐藤ら，2001），同じく女子部員はシングルスにおいて平均143.2拍/分に対して，ダブルスが平均130.4拍/分（佐藤ら，2004）であり，ダブルスはシングルスよりも心拍数が低い傾向がみられる．

なお，澁谷（2006）は大学女子テニス選手の公式戦における心拍数について，「競らなかった試合」に比べて「競った試合」のほうが試合中の平均心拍数が高くなると報告している．その原因として，競った試合では運動強度が高くなりやすいのではないかと考察している．また，黒田ら（1997）は心拍数について，同様の運動量でも練習よりも試合のほうが高くなりやすいとしており，その原因として，「精神的緊張や不安感，メンタルプレッシャーなどの心理的ストレス要因が心拍数に影響を及ぼしていた」と考察している．

4．痙　攣

最後に，テニスと疲労というテーマにおいて欠かすことのできない痙攣についてみてみたい．蝶間林ら（1998）は，テニス選手へのアンケート調査により「痙攣経験者群」と「非痙攣経験者群」とを比較し，「男子が女子よりも痙攣を起こしやすい」「振り回し練習後すぐに呼吸が楽になるという者に痙攣が多い」「試合になると手に汗をかきやすい者に痙攣が発生しやすい」という傾向があったと報告している．全身持久力や筋持久力が高い者が痙攣しにくいといった傾向は見受けられず，疲労・筋力・精神的ストレスに強く関連があるであろうと述べている．

村木（2017）は筋痙攣について，さまざまな要因によって運動神経が異常興奮し，筋が連続した自動収縮をする状態と述べ，その原因として，脱水などの

生理的要因，睡眠不足などの身体的要因，不安や緊張などの精神的要因，天候などの環境的要因があるとしている．また痙攣が下肢に多い理由として，抗重力筋である筋において筋紡錘・腱紡錘の反射機構が発達しているためであると考えられている，としている．そのうえで痙攣予防として疲労対策・暑熱対策・水分（電解質）対策の3つをあげている．

文　献

Australian open 2017．http://2017.ausopen.com/（参照日：2017年6月13日）
蝶間林利男ほか（1998）テニス競技における筋痙攣に関する調査研究．日本体育協会スポーツ医・科学研究報告，pp81-92，日本体育協会．
Fernandez-Fernandez J, et al.（2007）Match activity and physiological responses during a junior female singles tennis tournament. Br J Sports Med, 41: 711-716.
黒田一寿ほか（1997）テニスのサービスにおける心理的ストレスの生体に及ぼす影響．スポーツ工学シンポジウム講演論文集，pp207-211．
Mendez-Villanueva A, et al.（2007）Activity patterns, blood lactate concentrations and ratings of perceived exertion during a professional singles tennis tournament. Br J Sports Med, 41: 296-300.
村木良博（2017）トレーナーが現場で行うケイレンの予防と処置．臨床スポーツ医学，34：468-472．
佐藤浩司ほか（2001）大学硬式テニス選手のゲーム中の心拍反応．上智大学体育，34：1-8．
佐藤浩司ほか（2004）大学女子硬式テニス部員のゲーム中の心拍反応について．上智大学体育，37：27-34．
澁谷隆良（2006）テニス選手の試合中の心拍数変動について-大学女子テニス選手のシングルス公式戦の場合-．テニスの科学，14：1-7．
Torres-Luque G, et al.（2011）Functional aspects of competitive tennis. J Hum Sport Exerc, 6: 528-539.

［村松　憲］

2章3. 短時間運動が発生させる疲労

(1) 個人球技の身体活動量：③卓球のエネルギー消費量

1．卓球競技概観

　卓球は，実施するうえで必要となる用具，試合会場の設営・維持，他が球技の中では安価・容易であり，また，温泉などの娯楽施設で気軽に実施できる場合もあり，多くの人がさまざまな競技レベルで楽しんだことのあるスポーツであろう．さらに"気軽さ"を進めて，スリッパをラケットとして用いて試合を行う"スリッパ卓球"なる競技も考案・実施されており，レジャー志向が強くうかがわれるところである（ただし国際大会も開催され，競技性も追求されている）．卓球競技のエネルギー消費量を考えるうえで，影響が大きいと思われる試合の進行手順を，まず押さえておきたい．試合には7ゲーム制, 5ゲーム制，および3ゲーム制があり，それぞれ4・3・2ゲーム先取で勝ちとなる．また，11ポイント先取で各ゲームは勝ちとなる．サーブ権は2本ごとに交代でデュース（10ポイント対10ポイント）になると1本交代となり，2ポイント差がついたときにそのゲームの勝敗が決する．

　試合の実際の一例をみてみる（Kondričら，2013）．国際大会出場経験者も参加した大会での例であるが，1プレー中のラリー時間は3.4±1.7秒，プレー間の時間は8.1±5.1秒，1試合中のラリー時間の総計は970.5±336.1秒, 1試合中の実運動時間は44.3±23.7％，であった（ちなみに，2004年に開催されたアテネオリンピックで行われた120試合では，1試合中の実際のプレー時間は3.12～6.10分であった）．生理学的指標からは，1試合中の血中乳酸濃度は, 1.8±0.8 mmol/L，そのピーク値は2.2±0.8 mmol/Lであり，心拍数は164±14拍/分であった（Zagattoら，2010）．3秒程度のきわめて短い時間で完結するプレーが繰り返し行われていることから，そのエネルギー供給は主として非乳酸性エネルギー供給機構由来となることがわかる．また，プレー間の休息時間が比較的長いことから，有酸素性エネルギー供給機構もともに活動することにより，プレー中に消費されたエネルギーをある程度回復させることが可能となると考えられる．

定時・通信制の全国卓球

北海道の73歳高校生、出場

「練習続け来年も出たい」

北海道遠軽町の遠軽高校定時制2年で卓球部の栄和子さん(73)が、定時制・通信制高校の全国卓球大会に北海道代表として出場した。

1回戦で56歳年下の相手にストレート負けを喫したが「練習を続け来年は他の部員と一緒に出場したい」と話している。

1日午後、駒沢オリンピック公園(東京)の体育館。卓球台を前に、栄さんは両膝をぐっと曲げて重心を低く構えた。高校3年の女子選手(17)と対戦し、速い球に対応しきれず3ゲームを先取されて敗れた。

栄さんは北海道内の小中学校の元教諭。60歳で定年退職後、遠軽高定時制で教諭を手助けする支援員に。事情を抱えた若い生徒らが成長し、社会に出ていく姿に心を打たれた。入学者の減少から同校定時制の廃止が検討されると、「貴重な学びの場をなくすわけにはいかない」と入学し、卓球部に入部した。

卓球の経験はほとんどなかったが、10代の部員と練習を積みめきめきと上達。6月の道大会で全国への切符をつかんだ。

「できなかったことができるようになる喜びを他の部員とも分かち合いたい」と栄さんは力を込める。

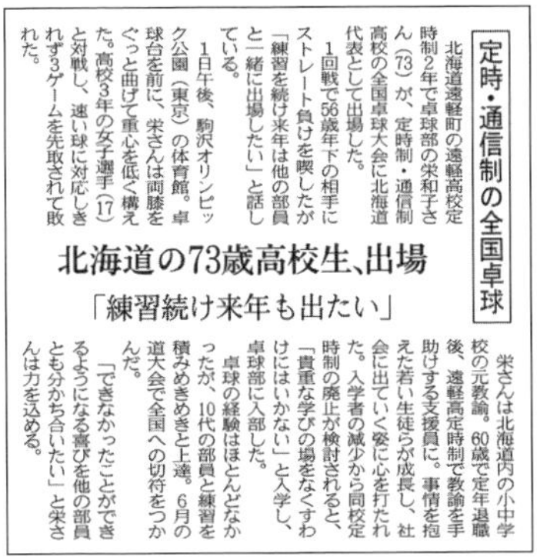

図1　運動強度の低さが敷居の“低さ”につながる
（日本経済新聞，2017年8月17日夕刊，社会）

2．競技レベルの相違の影響

次に，競技レベルの相違が及ぼす影響を心拍数でみてみる（Suchomel, 2010）．レクリエーションレベル（a），地域大会レベル（b），および全国リーグレベル（c）で競技に参加している18歳から30歳の男性を対象として，同一レベルの人同士で行った3ゲーム中の心拍数を計測した．また，これとは別に最大酸素摂取量および心拍数も測定した．レベル別の最大酸素摂取量および最高心拍数は，42.7±4.2 mL/kg/分，189±5拍/分（a），48.6±4.8 mL/kg/分，191±6拍/分（b），62.1±5.1 mL/kg/分，196±5拍/分（c），3ゲーム中の心拍数は平均で115±11拍/分（a），141±12拍/分（b），156±15拍/分（c）で，それぞれ最高心拍数の57±5％（a），70±6％（b），78±7％（c）でプレーしており，競技レベルが上がるに従いエネルギー消費量も増加することがうかがわれる．

3．練習とエネルギー消費

最後に，練習中のエネルギー消費量をみてみる．日本人大学生の卓球選手を対象として，重水法を用いて卓球練習中のエネルギー消費量，および1日のエネルギー消費量を検討したところ，181±38分の練習時間中のエネルギー消費量が2.53±0.25 MJ，1日のエネルギー消費量は15.5±1.9 MJであった（Sagayamaら，2017）．また，中国の男女プロ選手を対象として，1時間の練

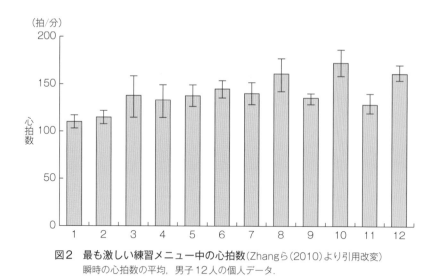

図2　最も激しい練習メニュー中の心拍数(Zhangら(2010)より引用改変)
瞬時の心拍数の平均，男子12人の個人データ．

習中の心拍数変動を計測し，練習メニュー別に比較してみた．最も楽であったメニューは，男女ともフォアハンド・ストロークの練習で，心拍数は平均で107.0±8.2拍/分(男子)，111.8±9.5拍/分(女子)とかなり低かった(Zhangら，2010)．最もハードであったのは男女ともフォアハンドからのスマッシュ練習で，心拍数は平均で143.8±14.3拍/分(男子)，134.4±16.1拍/分(女子)であった．練習中も運動強度はあまり上がっていないことがうかがわれる(図2)．

　ただし，卓球という運動形態が本質的に低強度かというと，必ずしもそうではない．ストローク動作により乳酸閾値，他を求めた例であるが(Zagattoら，2008)，そこでは特定の速度・頻度で球出しをすることができる装置(野球のピッチングマシーンのようなもの)を用いて疲労困憊にまで追い込んでいる．ちなみに，被験者は国際大会レベルの男子選手8名で，毎分48，56，65，および78球のボールを打ち返すという課題を行い，自発的な疲労困憊か，または4球続けてミスをすることで終了としたところ，疲労困憊までの時間はそれぞれ578.57±203.95秒，342.67±109.70秒，259.60±38.90秒，および188.83±60.47秒であった．当然ながらこのような状況が試合中に発生するとは考えにくいことである．

　全体としてみると，卓球競技の運動強度はかなり低くなる．

文　献

Kondrič M, et al.（2013）The physiological demands of table tennis: a review. J Sports Sci Med, 12: 362-370.

Sagayama H, et al.（2017）Energy requirement assessment in Japanese table tennis players using the doubly labeled water method. Int J Sport Nutr Exerc Metab, 27: 421-428.

Suchomel A（2010）A comparison of exercise intensity on different player levels in table tennis. International Journal of Table Tennis Sciences, 6: 79-82.

Zagatto AM, et al.（2008）Validity of Critical frequency test for measuring table tennis aerobic endurance through specific protocol. J Sports Sci Med, 7: 461-466.

Zagatto AM, et al.（2010）Physiological responses and characteristics of table tennis matches determined in official tournaments. J Strength Cond Res, 24: 942-949.

Zhang HY, et al.（2010）Estimation of energy consumption from heart rates of Chinese professional table tennis players in training conditions. International Journal of Table Tennis Sciences, 6: 139-144.

［岡川　暁］

2章3．短時間運動が発生させる疲労

（2）集団球技の身体運動量：①ハンドボール

ハンドボール，サッカー，バスケットボール，ラグビーなどの団体球技スポーツでは，数10分間のゲーム中，全力で走ったり，ゆっくり走ったりといった強度の異なる運動を繰り返す．このような競技種目のアスリートたちは競技中，疲労したり回復したりを繰り返す．ここでは，ハンドボールを例として紹介しよう．

1．競技中の血中乳酸濃度と心拍数

ハンドボールの競技中の動き（走った距離，歩数，跳躍回数，シュート回数など），心拍数，血中乳酸濃度を測定した結果が報告されている（Delamarche ら，1987）．対象となったアスリートは7名で20歳前後であった．競技中5分ごとに採血され血中乳酸濃度が計測されている（図1）．

競技中の動きはアスリート間でかなりの差がみられたが，激しく動くアスリートほど，最大血中乳酸濃度が高くなる傾向が認められた．もっともよく動いたアスリートについてみると，競技中の血中乳酸濃度は競技開始5分後で 4 mmol/L を超えていた．また，心拍数は190拍/分にまで上昇していた．その後の血中乳酸濃度は 6〜7 mmol/L とかなり高く，心拍数は増加したり減少したりするが，200拍/分近くなることが間欠的に続いていた．

このことは，競技中のダッシュやジャンプで乳酸が産生されるが，次のゆっくりした動きの中で乳酸は酸化されることが推測される．だから，素早い攻撃や防御の行動がとれるアスリートは，たくさんの乳酸を産生する能力と，短時間に酸化して血中乳酸濃度がさらに高まるのを抑える能力を有していると思われる．端的にいえば，疲労するがすぐさま回復できるのである．

2．高強度インターバルトレーニングの利点

短時間の最大努力の反復運動では，すぐさま疲労から回復できる能力が高く

3. 短時間運動が発生させる疲労

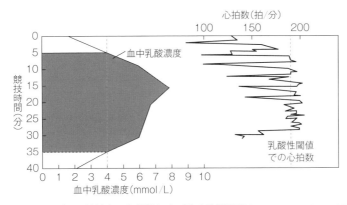

図1 ハンドボール競技中の心拍数および血中乳酸濃度（Delamarcheら，1987）

なければならない．この能力を高める方式は，田畑泉教授が提唱した"20秒間スプリント＋10秒間ウォーキング"を7～8回反復するTABATAプロトコルと呼ばれるトレーニングを創始として，高強度（全力）の短時間の運動を，疲労が回復しきらない短い休息時間をはさんで反復するトレーニングが注目されてきた（Tabataら，1997）．たとえば，高強度インターバルトレーニング（high intensity interval training：HIIT）あるいは，スプリント反復トレーニング（repeated sprint training：RST）と呼ばれている．Faissら（2015）は，「スプリント反復トレーニング」を次のように定義している．アスリートは，オールアウトになるように短時間（30秒間以内）の全力運動を数回にわたって実施する．各オールアウト運動の間には，疲労が完全に回復しない休息時間（運動時間1に対して休息時間4の割合）をはさむ．

文献

Delamarche P, et al.（1987）Extent of lactic anaerobic metabolism in handballers. Int J Sports Med, 8: 55-59.

Faiss R, et al.（2015）Repeated double-poling sprint training in hypoxia by competitive cross-country skiers. Med Sci Sports Exerc, 47: 809-817.

Tabata I, et al.（1997）Metabolic profile of high intensity intermittent exercises. Med Sci Sports Exerc, 29: 390-395.

［宮下充正］

2章3．短時間運動が発生させる疲労

（2）集団球技の身体運動量：②サッカーにみられる疲労

　ハーフタイムを挟んで90分間ほぼ休みなしに動き続けるサッカーにおいてゲーム終盤にむけた「疲労」は不可避であるといってよい．したがって，そこにみられる疲労を考える際，「なぜ疲労するのか」といったメカニズム（原因）の追求ではなく「どのように疲労が起こり，それがどのように試合に影響するのか」といった点に重きが置かれているようである．疲労の詳細なメカニズムは他に譲るとして，本項ではサッカーにおける疲労を現象論として考えてみたい．

1．疲労とゴール

　一般にサッカーの指導現場では，「ゲーム開始直後の15分間は点が入りにくい」とか「ゲーム終盤，残りの15分間で強いチームとそうでないチームとの差が出る」などの言葉をよく耳にする．これらの言葉から読み取れることは，疲労がゲームの行方に少なからず影響を与えており，その程度が少ない，あるいはその影響がチームとしてより顕在化しないチームのほうが勝つチャンスが大きいということである．「序：疲労と身体運動再考」（p1）で述べられたEdwards教授による疲労の定義を流用するならば，「サッカーに必要とされる，あるいは，期待されるパフォーマンの発揮が持続不可能になる現象」がゲーム開始直後にはそれほど起こっておらず，逆に終盤にかけてはより多く起こっているということが考えられる．

　サッカーは得点の多寡を競う競技なので，疲労の蓄積が起きれば当然，ゲームにおける「Intensity」（対人強度）が弱まり，得点の機会が増加するという現象がみられるはずである．4年ごとに開催されるFIFAワールドカップ大会は，おそらく最も競技レベルが高い大会の1つであり，そこでプレーする選手も各国の選りすぐりである．きわめて高度にトレーニングされた彼らのゲームであっても疲労の影響はゲームの終盤に顕在化し，前述したサッカー指導現場におけるセオリーが当てはまるのであろうか．まずは，ワールドカップにおいて

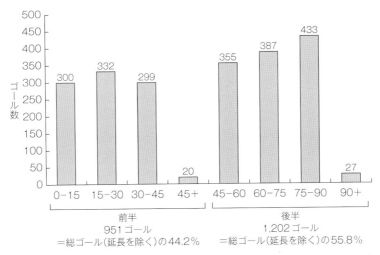

図1 FIFAワールドカップのゴール数とその発生時間：1930年から2010年大会までの合計（Leite (2013) のデータをもとに作図（試合延長時のゴールを除く））

得点が生まれた時間帯の傾向から疲労の影響を概観したい．

Leite (2013) は，1930年から2010年までのFIFAワールドカップ大会におけるゴール数をその発生時間ごと（15分間刻み）にまとめている（図1）．この図より明らかなように，前半よりも疲労が蓄積されていると考えられる後半においてゴール数（つまりは被ゴール数）が増えており，特に選手の疲労度が高まっていくと考えられるゲーム終盤に向けて右肩上がりに増えていることがわかる．どうやら指導者のゲームを観る目は確かなようで，きわめて高いレベルでトレーニングされているサッカー選手であっても先ほどの指導現場のセオリーが当てはまるようである．

2．疲労とランニング

では，疲労は実際の選手個々人の動きにどのような影響を及ぼしているのだろうか．近年では，ゲーム中の選手の移動距離などのデータをメディアを通して目にする機会も増えてきている．サッカーゲーム分析（notation analysis）の祖である英国のReilly教授によって始められたこのような選手の移動を定量化する試みは，その後，どのような移動形式・速度で選手が移動しているのかに

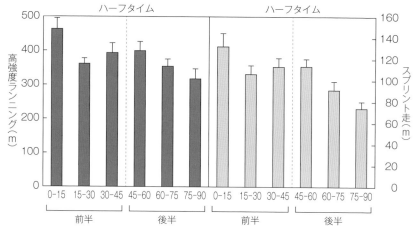

図2 トップクラスプロサッカー選手の高強度ランニング(左),スプリント走(右)による試合中の移動距離(Mohrら(2003)のデータをもとに作図)

ついて細分化されてきている.その中でも,サッカーのゲーム中に間欠的に繰り返されるスプリント走が重要な要素であると考えられている.

Mohrら(2003)は,ゲーム中に高強度ランニング(15〜18 km/h)とスプリント走(18〜30 km/h)によって選手が移動した距離を15分間毎に比較している(図2).

高強度ランニングとスプリント走による走行距離は,試合を通じてきわめて似通った変化を示している.開始直後の15分間までが最も長く,それ以降若干の落ち込みをみせるものの,前半終了間際には再び移動距離が増える.ハーフタイムを挟むと一旦は,ハーフタイム前の水準へと回復するがその後は右肩下がりに走行距離は減り続けている.とりわけ,最後の15分間におけるスプリント走による走行距離は,試合開始直後に比べて43%減となり,顕著な疲労の影響をみることができる.ここで興味深い点は,高強度ランニングとスプリント走による走行距離の変化は,図1に示した時間帯ごとの得点数の変化のほぼ真逆の傾向を示している点である.これを素直に解釈するならば,試合終盤に向けた高強度ランニングおよびスプリント走の減少(おそらくは守備における)が,ゲームにおけるIntensityに少なからず影響を与えることで得点のチャンスが増加していると考えることができる.

このようなスプリント走を繰り返す能力は，Bangsbo 教授によって開発された Yo-Yo intermittent recovery test（10 秒の回復期を挟んで間欠的に 20 m のスプリント走を繰り返し，徐々にその所要時間が短縮されるテスト）によって評価できることが知られており，広くサッカーの指導現場で使われているようである．

3．疲労と技術パフォーマンス

では，疲労は選手の技術的なパフォーマンスにどのような影響を与えるのであろうか．サッカーの技術的な側面への疲労の影響をみた研究はこれまでのところ非常に限られているようである．Rampinini ら（2009）の研究は，イタリア一部プロリーグの映像データから，選手が発揮するサッカーに関連した技術に及ぼす疲労の影響を検証した貴重なものである．それによると，試合の前・後半で高強度ランニングによる走行距離が 8.9 ％以上低下したいわゆる「高疲労群」の選手（187 名）は，そうではない選手（97 名）に比べ，ボールにかかわる回数，ショートパスを試みた回数および成功させた回数に有意な減少がみられたようである．サッカーで俗にいう「ゲームから消える」という現象が選手に起きるようである．

さらに，サッカーにおける最も主要な技術であるキック動作に及ぼす疲労の影響を考えてみたい．残念ながら疲労の影響が顕在化するショートパスによく用いられるインサイドキックに関する研究ではないが，疲労の影響を系統的に検証した研究が一例存在する．

Apriantono ら（2006）は，膝伸筋群と屈筋群の筋疲労を誘発した前後でインステップキック動作を 3 次元計測し，蹴り脚の動力学の変化を明らかにしている．疲労前では，筋によるモーメントは，膝関節伸展動作の主な動力源であるが，膝関節の角速度の上昇にともなって積極的に筋力を発揮できない状況となり，それがボールインパクト直前の屈曲モーメントとして算出される（図 3 左上段）．一方，膝関節周りの筋に依存せず，振り子の作用によって生じる動作依存モーメントは，キックの終盤において膝関節を伸展させる方向に働き，膝関節伸展動作をボールインパクトまで増強する働きをもつ（図 3 左下段）．一方，筋疲労が誘発された状態では，筋による伸展モーメントが減じるだけではなく，ボールインパクト直前にみられる逆向きの（屈曲）モーメント発揮がみ

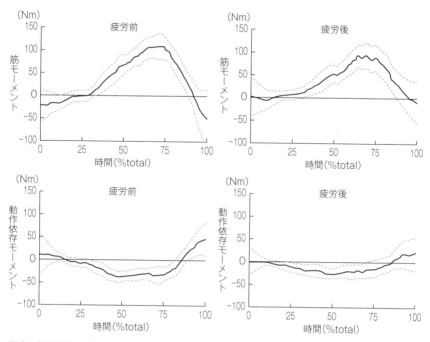

図3 疲労前後のインステップキックにおける膝関節周りの筋モーメントと動作依存モーメントの時系列変化(Aprianto ら (2006) より引用改変)
時間軸の0%は蹴り脚つま先の離地時,100%はボールインパクト時に相当する.

られなくなる(図3右上段).加えて,動作依存モーメントによる伸展モーメントの働きも大きく抑制されてしまうことがわかる(図3右下段).

この結果から,筋疲労によって逆にキックの終盤まで筋によるモーメントに依存したキック動作となること,それにともなって動作のコーディネーションが低下し,本来働くべき振り子の作用が抑制されてしまうことの2つの影響を考えることができる.特に,筋が疲労しているにもかかわらず,よりその疲労した筋に依存する非効率的な蹴り方となる点が興味深い.

このような非効率的なキック動作は障害との関連が懸念される.以前,欧州選手権で快進撃を続けたトルコ代表のニハト選手が,決勝トーナメントの延長戦で,自らのキック動作(ゴール前へのセンタリング)によって自身に深刻な怪我を負ってしまった事例はその典型である.残念ながら当時スペインリーグ

で活躍していた彼が，その後トップフォームに戻ることはなかったと記憶している．彼の詳細な怪我の情報は入手できなかったが，疲労によって誘発された非効率的なキック動作がその誘因であることは否定できないところである．

4．まとめ

ここまでサッカーにおける疲労を現象論として考えてみたが，疲労がゲームに与える影響の大きさに改めて気づかされる．とりわけ，サッカーでは一度交代した選手は再びプレーできず，選手交代の人数も少ない（3人＋1人（延長のみ））．したがって，試合中の疲労のマネジメントはゲームのパフォーマンスを左右する大きな課題であるといえる．

文　献

Apriantono T, et al.（2006）The effect of muscle fatigue on instep kicking kinetics and kinematics in association football. J Sports Sci, 24: 951–960.

Leite WSS（2013）Analysis of goals in soccer world cups and the determination of the critical phase of the game. Facta Universitatis, 11: 247-253.

Mohr M, et al.（2003）Match performance of high-standard soccer players with special reference to development of fatigue. J Sports Sci, 21: 519–528.

Rampinini E, et al.（2009）Technical performance during soccer matches of the Italian Serie A league: effect of fatigue and competitive level. J Sci Med Sport, 12: 227-233.

［布目寛幸］

2章3．短時間運動が発生させる疲労

（2）集団球技の身体運動量：③ラグビー心技体の総合スタミナ

本項では，長時間にわたって競技を続けなければならないラグビーの競技力を維持する原動力となる，練習，試合における選手の心の持ちようについて，日本代表チームのメンバーについて述べることにする．

1．歴史的勝利

2015年，イングランドで開催されたラグビーワールドカップの予選プールにおいて，日本代表は3勝の快挙を成し遂げた．初戦の南アフリカ戦では，競り合いの末獲得した相手の反則を，同点のペナルティーゴールを狙わず，左コーナーにヘスケス選手が飛び込んで逆転に成功した．まさに歴史的勝利であった．

日本代表を勝利に導いたエディー・ジョーンズヘッドコーチは，相手の反則を獲得したときは同点狙いのペナルティーゴールの選択を指示した．しかし，ピッチ上の15人の決意は同点ではなく，逆転のトライであった．選んだプレーは従来ではあり得ないスクラムであった．スクラムトライさえできる自信がフォワードの選手たちには試合中に芽生えていた．この選手の積極的かつ的確な判断力と選手の中から湧き起こった意思決定力が日本代表に歴史的勝利を手繰り寄せた．

著者（小田）は，1983年から1989年まで，日本代表チームのトレーニングコーチを務めた．1983年のウエールズとのテストマッチにおいて，29対24の大善戦を経験した．選手の筋力アップのために，ウエイトトレーニングを初めて本格的にチーム強化に取り入れた．結果は，試合最後に逆転寸前まで追い上げたが，惜しくも時間切れであった．ウエイトトレーニングが功を奏し，筋量の増加によって，ウエールズFWと一人平均3kgの差にまで追いついていたことが，後半終了寸前，僅差まで追い上げる試合展開を可能にした．

著者（小田）はエディーJAPANのフィットネスコーチであったわけではない．詳細なフィットネスデータを知っているものでもない．本項は日本ラグビー協会のホームページや新聞，テレビ等の情報から著者が考えたことをまとめたも

のである．ラグビーと疲労について，チームづくりの現場目線から，大学チームのコーチを務める松浦と共同で私見を述べてみたい．

2．短所も裏返すと長所になる

　ラグビーは体格がものをいうスポーツである．体格で劣るチームは，試合後半の疲労が原因で負けることがよくある．体格と疲労の関係は永遠の課題ともいえる．エディーJAPAN は，1983 年当時の日本代表と比べてどれくらい体格が大きくなったであろうか．1983 年ウエールズ戦当時の日本代表と，2015 年ワールドカップの南アフリカ戦先発フォワード 8 人の平均身長と体重は，182 cm，94 kg，187 cm，109 kg である．バックス全体の平均では，174 cm，73 kg，178 cm，88 kg．南アフリカ先発メンバーの平均身長と体重は，フォワードが 193 cm，116 kg，バックスが 183 cm，93 kg であった．1983 年から 2015 年の 32 年で，日本代表のフォワード，バックスともに，身長で 5 cm，体重では 15 kg も増大した．しかし，2015 年の南アフリカ戦でのサイズ差は，フォワードで平均 6 cm，7 kg，バックスで平均 5 cm，5 kg の差があり，日本は大きくなったものの，サイズのハンディは相変わらず大きくのしかかっていた．

　体格だけでなくおそらく筋力値も 30 年余りで増大したであろう．エディーJAPAN は，徹底的にフィットネスの訓練を大会の 3 年前から緻密な計画の基に継続した．しかしそれは，外国チームより大きく強くなることを考えたからではない．

　最近，オリンピックや世界大会で躍進著しい競技種目に注目が集まっている．バドミントン，男子フェンシング，女子バレーボールなど，いずれも，日本人の欠点を長所にしてしまう基本戦略によって，これまで手が届かなかったメダルをとるレベルにまで強くなってきた．これらの競技は，からだの小ささに長年苦しみ続けてきた．小柄に由来する，筋力，パワー，スピードの劣勢が大きなハンディキャップとなっていた．

　バレー，ラグビー，バドミントン，フェンシング．これらの成功の共通点は，「短所はひっくり返せば長所になる」ということである．短所と長所は 1 つのものの表と裏だということに気がついたのである．日本人の身体の特徴，身体の使い方を突き詰めて，日本人独自の技術，戦術を編み出していかないと，世界の中では通用しないことに気が付いた競技が強くなってきた．

日本代表ラグビーも，小ささで苦しんできた．しかし，エディーJAPANは，小さいが故の俊敏性とパスの正確性を活かしたアタッキングラグビーで攻め抜く戦術を全面的に押し出し，長所を伸ばす戦略・戦術によって徐々に世界ランキングを上げていった．ディフェンスでは，世界一低いタックルを磨いた．世界のラグビーを知り抜くエディー・ジョーンズ氏は，世界で類をみない日本の強みは低いタックルであることを見抜いていた．ボールを持った選手の目の前から，いきなり消えるように沈み込む低いタックル．忍者のように忍び寄るタックルが決まると，背の高い相手はハンドリングミスを犯した．現代ラグビーは，相手のミスから得たボールで攻撃に転じたときに，大きなチャンスが生まれる．密集戦のブレイクダウンでは，低い塊で相手ボールを奪う力も身につけた．最後は足が止まって敗れていたJAPANに，試合の最後に勝つという勝ち目がみえてきたのである．

　長所を磨けば勝てる．短所も裏返せば長所になる．このポジティブな勝利への意思統一が，戦略，戦術，スキル，身体の使い方，フィットネスを高め，心技体を統一体に束ねていくJAPAN WAYの原動力になった（写真1）．スクラムも強くなった．小さい日本は，世界一低いスクラムが組めるという長所がある（松瀬，2016）．低く，固まったスクラムで，世界一大きく重い南アフリカのスクラムに負けないまでに成長したのである．

3．試合で疲れない体力とは

　疲労に関するデータとして，最近では試合中の選手の走行距離を，GPSを装着することによって測定できる．著者（松浦）がコーチングする大学のラグビー部もGPSによる走行距離の測定を行っている．試合の途中で選手交代が頻繁に行われるので，同じポジションで前後半フル出場した選手同士の走行距離を比較できる例は稀であるが，2016年のプレシーズンの，他大学との試合の両ロックAとBの前後半トータルの走行距離は，6.79 km，6.74 kmであり，2人の走行距離はほぼ同じ値を示した．同チームでは，持久的走能力の体力指標とし1 km走のタイムを測定しているが，そのタイムは，選手Aが3分43秒，選手Bが3分34秒で，タイム差は選手Bが10秒ほどよい値を示した．

　ラグビーでは，体力指標と試合での関連能力の間に相関関係がなかったり，逆相関になったりすることがある．体力指標を測定しながらコンディショニン

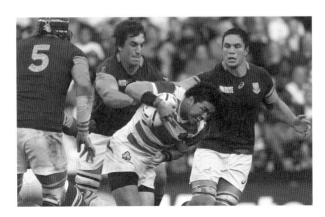
写真1 小ささを武器に巨人を倒す，これがJAPAN WAY（©時事通信）

グを高めておく重要性は否定できないが，その値がよくなったからといって，その成果が試合に現れるかというと，必ずしもそうではないことに注意を要する．エディーJAPANは，試合で走る能力を高めていった，ということを強調しておきたい．

　ラグビーの試合で必要とされる体力とは，走ることと衝突するといった身体的な能力だけでなく，積極的かつ的確な判断と戦術的意思決定を行える状態を約80分間継続できることだと著者たちは考えている．ラグビーはゲーム的要素が強く，相手との駆け引きが繰り返される．したがって，走ることや衝突するといったラグビーの一要素を切り取った体力強化トレーニングが，ラグビーというゲームに耐え得る体力につながるとは考え難い．ラグビーではコーチはハーフタイムにしか選手に指示ができない．したがって，選手自身が勝利のための意思決定を行う必要がある．つまり，選手自身が試合中に積極的な判断と意思決定ができる状態でなければ試合にフィットしているとはいえないのである．

　これまでの日本における体力強化トレーニングとは，陸上選手のようにただ走ったり，タックルを繰り返したり，ランニングパス，あるいは走りとタックルの組み合わせたものがほとんどであった．これらが，まったく必要ないとはいえないが，試合で戦術遂行のために最後まで走るためにはもう1つ重要な要素がある．想定外の状況になっても動じない心をもち，身体的疲労をともなう

中でポジティブかつ，勝利のための意思決定をすることである．つまり，常に冷静かつ的確な戦術的心理をもっていられるかが重要になってくる．以前の日本代表は，後半残り20分を想定したトレーニングが行われていなかった．想定とは身体的負荷のみがかかる状態でなく，試合中の戦術的な（点数差，スクラムの強弱，アタックフェイズ回数，攻撃と守備の入れ替わりなど）精神負荷をも含んだものである．

著者（松浦）は，オーストラリアの3つのクラブチーブでラグビーをしたことがある．プレッシャー（対戦相手によるストレス）がない状態では，圧倒的に日本人の選手のほうが上手い．しかし，プレッシャーがかかると，状況は逆転する．海外のプレイヤーはほとんどスキルレベルが落ちないのに対して，日本人はスキルレベルが急降下する．海外では，小さい頃からラグビーをゲームと捉え，ゲームの戦術的および心理的ストレスの強度を徐々に高めていくことにより，プレッシャーの中でも自らの能力を発揮することができるのである．

著者（松浦）がエディーJAPANの練習方法で興味をもったのは，戦術的ピリオダイゼーションという考え方である．サッカー界の巨匠であるジョゼップグラウディオラの練習を参考にしたようである．ネット記事（https://sports.yahoo.co.jp/column/detail/201504090001-spnavi?p＝2）によれば，エディー氏は戦術的ピリオダイゼーションを以下のように考えている．あらゆる練習を試合の中で戦術的に戦うための準備として行う．すべての要素の練習を戦術に重点に置いて計画する．練習の部分でさらに改善，向上ができる．具体的には，スモールサイド（少人数）ゲームをたくさん行うこと．そして，強度を高くすることで，選手が多くを学ぶことができるとも述べている．実際にフィールドを60 m×40 mほどに設定し，12対12のアタック＆ディフェンスを4分間に区切って3回ほど行った．戦術的ストレスを徐々に加えて，「ラグビーはラグビーすることでうまくなる」を実践したのである．

戦術的負荷を高めるためには，人数を増やす，スペースを狭くする，扱う戦術コンセプトを増やす，プレーを継続させるなどが考えられる．状況判断がない状況では戦術的負荷はゼロと考える．戦術的ピリオダイゼーションの考案者であるFradeは，戦術的負荷が高まれば，それと同時に技術的，体力的な負荷および，精神的負荷（難易度）も高まると考えている（村松，2009）．練習を考える際，脳や神経が疲労しているときは戦術的負荷を下げるべきであり，疲

労していなければ上げたほうがよいのである．戦術的ピリオダイゼーションにおいては，戦術的負荷を上げ下げすることで，心理的およびそれに付帯する身体的ストレスを上げ下げできると捉えている．

たとえば，日本では，攻守の入れ替えが起きたときに反応を早くしろと指示だけするコーチが多い．ラグビーの攻守の切り替えが遅い理由は，攻撃と守備を分けて練習をしているからだと考えられる．つまり，攻撃から守備，攻撃と守備の転換の練習をしていないので，試合のその局面に対応できないのである．体力，精神力，技術，戦術を分けて考えるのではなく1つとして考え，攻撃と守備の切り替えしの練習を行うことにより，試合で最後まで走り勝つチームが実現する．勝利の的確な戦略・戦術のもとに，心技体が一体となることが，疲れを知らないチームを作るといえる．

4．ミスをする練習

エディーJAPANの練習の特徴の1つに，チャレンジする練習がある．いまの自分やチームの力量を上回ることを，手を変え品を変え選手に求めて，ミスしたら問題はどこにあり，どうやったら修正できるかを選手に考えさせる．練習はノンミスでいこうというのがこれまでの日本選手の口ぐせであった．練習ではミスなくできても，試合では肝心なところでミスを繰り返し，心理的な焦りや落ち込み感が肉体疲労を招き，最後には試合の流れを奪われて敗れてしまう．

エディー氏のコーチングには，ミス，失敗に対して非常にポジティブな哲学があった．練習では現在の力量より難易度のやや高い設定条件を負荷する．したがって，ミスが多発するが，ミスする感覚を手に入れ，そこからミスしない感覚の獲得に移行させていく．エディー氏は語った（大友，2015）．「日本の練習で最もよくないのは，ミスしないようにやろうとすることです．ノンミス，ノンミスとどこのチームも声を掛け合い，練習ではミスしないようにします．でも本番ではミスで自滅するのです．人間はミス（失敗）から学びます．予想外のミスが生じたとき，どう対応するか．瞬時にベターな解を見出し，遂行するか．勝負とはその積み重ねです」．ミスしない練習は上達することにチャレンジしていないということだと，エディーコーチは日本ラグビー界に喝を入れた．

練習で積極的にプレーしてミスから学ぶという発想は，日本体操界の「失敗する練習」という哲学が参考になる．日本体操界には，国際スポーツ記者協会による「20世紀を代表する25選手」に選ばれた加藤沢男氏の魂が受け継がれている．加藤氏はこのように語っている（門田，2016）．「ふつう，成功することばかり考えて練習しますよね．逆に，私は失敗する練習を繰り返しました．若い人には，練習で失敗をいやになるまで繰り返しなさい，と言いたいのです．私は，練習とは，失敗を自分の（感覚の）範囲に入れてしまうことだと思っているんですよ．どこでどうやったら失敗をし，どうすれば失敗をしないのかを，身体がわかってくるのです．失敗をしっ放しにしないで，あらゆる角度から失敗をして，その感覚を自分のものにしておく．これが選手にとって最大の財産です」．

　エディーJAPANは，ときには，サッカーボールでハンドリング練習をした．不慣れなボールでは，当然ミスが連発する．しかし，次第にどうすれば失敗をしないのかを，身体がわかってくる．ミスしなくなるのである．ミスしなくなると，その練習はやらない．こんどは，サッカーボールを水で濡らしてパス練習を行う．一段難しい条件に挑戦する次の段階に移行する．この繰り返しである．

　思ったプレーがミスでできない．これが試合中に肝心なときに繰り返されると，集中力が落ち，精神的（感情的）にも，肉体的にもスタミナが奪われ，勝利の権利を自ら放棄してしまう．精神の乱れが身体の動きの崩れをもたらす．勝敗の分かれ目は，肝心なところでミスしないかどうかと，ミス直後の的確な判断と瞬時の意思決定にかかっている．エディーJAPANは，スタミナをつけるには，肉体に負荷がかかる猛練習だけでは足りないことを教えてくれた．肝心なところでミスしない確実性と，ミスへの対応力をつけることが不可欠である．ラグビーは，ミスを巡る攻防ともいえる．疲れを知らないチームをつくるには，ミス，失敗から学ぶことを忘れてはならない．

5．戦略は日本人の精神で

　近年，オリンピックなどの世界大会で，日本選手が世界のひのき舞台で活躍する競技種目には，強化の中心に外国人の名将たちの存在がある．彼らのコーチングは，世界のレベルと特徴をよく知り，日本人の特徴（長所と短所）を見

抜くとともに，日本人の特徴を世界の舞台で活かす日本精神（哲学）を学んで，勝利を得る戦略を日本選手に授けることに長けている．かつて日本サッカーがメキシコ五輪で銅メダルを獲得した．その育ての親は，デットマール・クラマー氏であった．著者（小田）は，来日したクラマー氏に直接お話を伺う機会を得た．

氏は，ボールをパスしたあと，立ち止まって次のポジションに移動するのが遅れる日本代表の選手たちに，君たちは残心(ざんしん)を知らないのか，と日本の武士道精神を諭したという．パスという１つの動作が終わったときには，次のポジションへの移動が始まっているのがパスであることを教え込んだのである．

残心とは，武道において，技を決めた後も心身ともに油断しないことを意味する．相手の反撃に素早く対応しさらなる攻撃を加える，身心の構えともいえる．エディーJAPANも，低いタックルやブレイクダウンで倒れてグラウンドに寝たら，3秒以内で起き上がって次のプレーに備えることを一連の動作として訓練した．従来は，タックルやブレイクダウンと，次のプレーへの備えの動作が一連の動作として繋がっていなかった．エディー氏も，日本人の精神で戦うことで世界がまねできないJAPAN WAYを作り出せると考えていた．選手たちの身体と心に眠っていた残心の遺伝子を引き出したのである．

相手より疲れずに，相手を疲れさせる根本精神（哲学，生き様）を磨き上げ，この精神を軸にして，この精神を具現化する戦術遂行力，身体の使い方，行動力，決断力，意志決定力を軸の周囲に巻きつけていく．こうして，試合の最後で逆転する戦術を遂行する「ラグビー心技体の総合スタミナ」が身に付くのである．

文　献

門田隆将（2016）あの一瞬：アスリートが奇跡を起こす「時」．pp67-92，角川文庫，KADOKAWA．
松瀬　学（2016）新・スクラム．東邦出版．
村松尚登（2009）戦術的ピリオダイゼーション理論-サッカーの「本質」から捉えた，トレーニングの考え方-．サッカークリニック，2月号：54-57．
大友信彦（2015）エディー・ジョーンズの日本ラグビー改造戦記．東邦出版．

[小田伸午・松浦大輔]

2章3．短時間運動が発生させる疲労

(3) 格闘技の身体運動量：①レスリング

1．ハイパワー系競技

　レスリングには男女のフリースタイルと，上肢だけを使って攻防を繰り広げる男性のグレコローマンがある．ルールはしばしば変更される．試合時間は2分3セットであったが，2012年ロンドンオリンピックから3分2セットに変更された．セット間の休憩時間は30秒である．

　勝敗は，相手を倒して両肩をマットに1秒間押さえつけるフォール，もしくは相手を不利な状態に追い込んでポイントを獲得して決まる（日本レスリング協会）．たとえば，相手を投げると4点獲得する．うつ伏せの相手の身体を90度以上仰向けにさせると2点，さらにその状態を5秒保つと1点追加される．また，相手をテイクダウン（タックル）してバックをとると2点，相手の背中にまわり，両手両足のうち3点を床につけると1点獲得する．レスリングは，相手にタックルし，相手をねじ伏せて勝敗を決めるために，瞬発力と筋力，筋持久力が要求される競技である．

1）瞬発力

　相手を倒すには，相手の一瞬のすきをねらってタックルする瞬発力が必要である．また，攻められていて，相手に切り返されてバックを取られそうになったら，不利な状態から素早く逃げなければならない．エネルギーはATP-CP系からの供給が大きい．しかし，クレアチンのサプリメント投与がパフォーマンスを向上させるかどうかについては，効果があるとした報告もあれば，効果なしと結論づけている研究結果もある．

2）筋持久力

　相手の身体を返し後ろに回るためには筋力が必要である．反対に相手に倒された場合は，体幹や四肢の筋力がないと身体を返されないよう耐えることはできない．また，オリンピックの試合で，試合終了間際に逆転して優勝したケースがいくつかあった．残り十数秒で相手の左足をとって持ち上げて倒しポイントを追加して逆転した．相手が反撃してきて右脚をとられてしまったが，脚を

3. 短時間運動が発生させる疲労

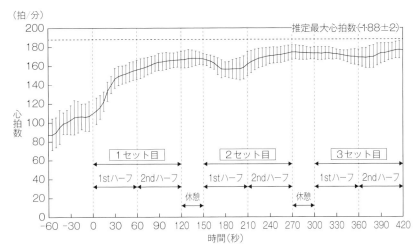

図1 フリースタイル試合中の心拍変動(Chinoら，2015)
推定最大心拍数＝206－0.88×年齢
2～3セットでの心拍数は，それぞれ前のセットよりも有意に高かった（$p<0.05$）.

引き抜いて，相手の後ろに回り込んでがっちりつかみ，残り数秒で逆転した．このように，1セット目3分が終わり2セット目2分経った後でも，まだ筋力が十分に発揮できなければ，実力が拮抗しているトップ選手同士の試合では勝てない．

　これらの力発揮には，解糖系からエネルギーが供給される．練習中の血中乳酸濃度とRPEを測定した調査がある．男子フリーでは，試合前 $1.6±0.3$ mmol/L，1セット終了直後 $7.6±2.0$ mmol/L（RPE＝$13±1$），2セット後 $10.4±4.2$ mmol/L（同 $15±2$），3セット後 $11.5±3.1$ mmol/L（同 $17±2$）であった（Chinoら，2015）．図1はそのときの心拍数である．グレコローマンでも同様の結果が出ており，試合前 $2.61±0.58$ mmol/L，1セット終了直後 $8.60±2.15$ mmol/L，2セット後 $11.82±1.58$ mmol/L，3セット後 $12.55±1.80$ mmol/L であった（Karnincićら，2009）．久保は，「最大筋力をできるだけ持続する能力が大事．解糖系能力が重要」「できるだけ乳酸を出せる，また少々乳酸がたまっても動ける身体作りを目指す」「試合後半で有酸素系からのエネルギー供給に依存してしまうと大きな力がだせないので，できるだけ解糖系能力を高めて試合後半でも強い力を発揮できるような身体作りを目指す」と述べている．

2章　理論と実際

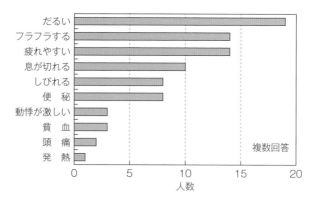

図2　女子レスリング選手の減量中の体調(甲田ら，2004)
減量中に体調を崩したことのある選手は83％であった．

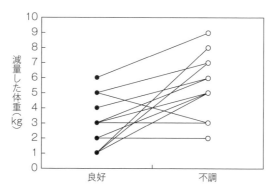

図3　女子レスリング選手の減量体重と体調(甲田ら，2004)
体調が良好であったときのほうが減量した体重は有意（$p<0.01$）に少なかった．

2．体重階級制競技

　レスリングは体重階級制の競技である．シニア種目には，男子フリースタイルでは57 kg級〜125 kg級，男子グレコローマンでは59 kg級〜130 kg級，女子では48 kg級〜75 kg級でそれぞれ6階級ある（2018年からは各10階級）．選手は自分の体格に合った階級を選ぶ．しかし，その階級に強い選手がいて勝ち進めそうもない場合は，戦略的に階級を変えることがある．中には自分の除脂肪量と同じかそれ以下の階級を選択している選手もいる．
　計量は試合前日に行われている（2018年からは試合当日早朝に変更）．計量

後に多量に食べて,試合時に体重が大幅に増加していてもルール上は問題ない.

　選手の多くは短期的な急速減量を行っていて,個人差はあるものの,1週間で男子は5〜6kg,女子は4〜5kg減量している.大学生および高校生の女子レスリング選手26名を対象にアンケート調査したところ,減量経験のある選手は24名で,食事摂取制限,水分摂取制限,発汗の増加,運動によるエネルギー消費量の増加の4つを併用していた(甲田ら,2004).そのうち減量中体調を崩したことのある選手は20名で,「だるい」「ふらふらする」「疲れやすい」といった症状を訴えていた(図2).また,体調が良好であったときと不調であったときの減量した体重を申告してもらったところ,良好であったときのほうが減量した体重は有意に低かった(図3).

　減量に失敗して体重が落ちなければ失格になる.たとえ体重がクリアできたとしても,減量はパフォーマンスに大きく関与する.

文　献

Chino K, et al.(2015)Investigation of exercise intensity during a freestyle wrestling match. J Sports Med Phys Fitness, 55: 290-296.

Karninčić H, et al.(2009)Lactate profile during Greco-Roman wrestling match. J Sports Sci Med, 8(CSSI3): 17-19.

甲田道子ほか(2004)女子レスリング選手の減量方法の実態.中京女子大学健康科学研究所年報.11:1-4.

久保潤二郎:スポーツ医科学最前線,第24回レスリングのサポート活動.国立スポーツ科学センター.(http://www.jpnsport.go.jp/jiss/column//saizensen/saizensen_24/tabid/466/Default.aspx.参照日:2017年5月23日)

[甲田道子]

2章3．短時間運動が発生させる疲労

（3）格闘技の身体運動量：②剣道〜限界努力の先にある世界〜

1．剣道の特質

　時代劇を通じて剣術を知らない人はおそらくいない．しかし，経験者以外でスポーツ化した剣道の詳細を熟知している人もまたほとんどいない．たとえば，試合における得点である有効打突の判定条件などについては，剣道経験者でないとわからない．そのため，剣道の試合をTVなどでみて「なぜ打突部位に当たっているのに得点にならないのか」といった質問となる．ときには剣道経験者間でも判定に疑義をもつことが多々ある．それは「ゴールラインを越せば得点」といったサッカーの判定と異なり，有効打突は「充実した気勢，適正な姿勢をもって，竹刀の突部位で打突部位を刃筋正しく打突し，残心あるもの」と規程されているからである．メン，コテ，ドウの打突部位に当たるだけでなく，日本文化特有の形式美である適正な姿勢，さらには惻隠の情とでもいうべき武士の敗者への尊敬の念を示す残心が必要なのである．勝者がガッツポーズをすれば敗者に対する尊敬を欠くとして得点は取り消されるのである．

　一方，剣道には前述のようにスポーツとして勝敗を競うという面と，練習を稽古，稽古する場所を道場と呼び，かつ稽古の積み重ねを修行というように，後者について段位制度がある．高段受験者は約2分の立ち合い時間で「風格と品位を備えた姿勢，理合にあった打突，技倆円熟なる姿勢・態度」を，段位付与基準（条件）として審判員に示す必要がある．

2．稽古中の身体負荷

　したがって，高校・大学・一般剣道愛好家は稽古時間の増減はあるが，おおむね表1に示す稽古内容のもとで「適正な姿勢」や相手に対する「尊敬の念を保つ態度」（残心），加えて「精神性」を重視した指導や稽古を行うのが常である．

　ここでは恵土ら（1987）が大学生を対象に稽古中の身体負荷（運動強度）について調査したものを示してみる．対象者は経験年数平均10年，平均段位3段，計6名である．約2時間の稽古で心拍数は基本練習が136拍/分で，最も高い

3. 短時間運動が発生させる疲労

表1 通常稽古中の内容別運動強度(恵土ら (1987) より引用改変)

稽古内容	RPE	心拍数(拍/分)	移動距離(m)	時間(分)
準備運動	9.8	129.1	31.6	2.26
連続打ち	12.3	139.2	240.0	6.08
基本練習	12.6	136.3	316.8	8.52
試　合	12.1	162.2	146.9	3.37
地稽古[注1]	13.1	157.3	355.0	8.49
掛かり稽古[注2]	16.0	165.2	79.7	0.40
基本打ち	12.0	148.9	45.1	1.11

注1) 地稽古とは，相手をつくり5〜10分程度自由に打ち合う練習法．
注2) 掛かり稽古とは，下手の者が指導者や上手の者に対して15〜20秒全力で打ち込んでいく練習法．

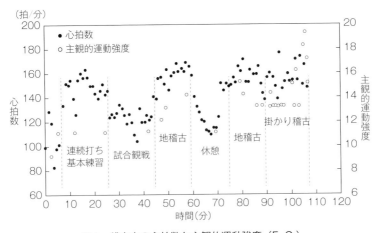

図1　稽古中の心拍数と主観的運動強度（F. G.）

のは短時間の運動ではあるが相撲でいうぶつかり稽古に相当する掛かり稽古で165拍/分，試合は162拍/分である．

　主観的運動強度（RPE）からみた場合，最も高いのは，掛かり稽古で「かなりきつい」と「きつい」の中間16.0，次いで試合の「ややきつい」と「楽である」の中間12.0である．移動距離からみた場合は，掛かり稽古が約40秒で約80 m，試合が約3分37秒で約147 mである（表1，図1）．ちなみに，YuoTubeに配信された平成28年度全日本剣道選手大会63試合の平均時間は8分半である（未発表資料）．

本調査から剣道は短時間ではあるが，掛かり稽古のように身体負荷が高いものが認められる一方，図1で示したように試合観戦や休憩などのように低いものもある．

3．限界努力の反復練習

スポーツの勝敗は一般的に体力，技術，精神力によって決まる．このうち技術獲得の最大条件は反復練習である．たとえば，卓球は競技自体の運動量は低くても，技術獲得のため連日5〜10時間の練習が必要である．剣道おいても，最大努力を必要とする試合は平均心拍数162拍／分で，過度な疲労をともなわないものである．しかしより高度な技術・予測能力の獲得のために，やはり長時間の激しい練習の繰り返しが必要である．また，精神力も限界努力の繰り返しによる体験によって培われるものである．禅でいう所の「不立文字」で理屈ではない．

大森（2008）によれば，この不立文字を実践したのが，明治元年「江戸無血開城」に大きく貢献しかつ，明治天皇の侍従を務めた山岡鉄舟である．朝から晩まで自らを極限まで追い込む立切稽古によって優れた知力，体力，精神力，胆力を身に付けたといわれる．山岡はのちに「春風館」という撃剣道場を設立し四百余名の門人を育てた．強くなりたいと望む剣士には，1週間という日時を限って朝から晩まで稽古を専一にする，「1週間数稽古」を課した．世にいう「立切試合」という方式である．立切稽古とは3期にわたって身心を鍛えるもので，第1期は1日200面（人）の立切試合，第2期は3日間立切600面，第3期は7日間1,400面の立切試合である．第3期の稽古は1日あたりに換算すると200面の試合をしたことになる．

後年，旧制第四高等学校剣道師範となる高弟香川善治郎（二代目）がこの立切試合に挑戦した．第1，2期を経て第3期初日は，午前6時から血気盛んな若手剣士10人を相手にし，正午に昼食をとった後しばし休息し，200面の立切試合が終了したのが午後5時半頃であった．約11時間の立切稽古でも意外に苦痛を感じなかったとのこと．しかし，4日目にさしかかるころには，さすがに自宅から道場までたどりつくのがやっとで，道場にたどり着いたとき，師山岡よりもう止めなさいと諭され止む無く中止をしたと覚え書きにある．

時移り，昭和30年代，中京商業教師前田治雄剣道七段は山岡鉄舟の立切稽古を参考に，高校生・大学生を対象に月2〜3回，これはと思う生徒・学生（著

者）にもう一本，もう一本と三本勝負を繰り返す練習方法を取り入れた（前田方式）．疲労困憊直前まで鍛えられた生徒は，全国優勝ならびに国体準優勝，学生は学生選手権において優勝2回，準優勝2回成し遂げた．前田の指導を受けた学生は，後に大学の教師となり前田方式を取り入れた．私大生は団体準優勝，個人優勝（野崎義昭）．国立大生は個人優勝（堀田陽子）ならびに2年連続準優勝（小田佳子）を成し遂げた．とりわけ，国立では15年間の間に，女子学生優勝大会（団体戦）で5回ベスト8位を手に入れた．

4．まとめ

剣道について「疲労」という観点から論ずることは難しいが，少なくとも疲労は生命維持にとっては「安全弁」であり「もう止めろ」という合図でもある．おそらく，生命に危険の迫る状態の疲労に対して，からだは無意識に「自発的休憩」すなわち「手を抜く」ことになる．しかし常に手を抜くことを繰り返せば安全弁の閾値はあがらないのである．この安全弁に「もっと頑張れ」「もう一本，もう一本」という師範の叱咤激励，あるいは仲間からの声援が，この安全弁閾値を上げるために重要である．問題は「もっと頑張れ」「もう一本，もう一本」の匙加減で，そこに科学の果たす役割がある．

本項では剣道についてその試合状態から短時間運動にくくられているが，その試合については前述のように平均3分37秒，平均心拍数は162.2拍/分で疲労困憊に陥ることはほとんどない．しかし，精神力や競技力を身に付けるには，疲労発生を招くような限界状態での稽古が重要となる．剣聖山岡や香川の1日11時間，3日連続の座らず，休まずの立切稽古などを例に上げたが，ここで鍛えられるのは体力，技術もさることながら精神力である．精神力が強くかつ高まれば次のステップが可能となり，その結果として異なる世界がみえてくるのである．

文献

恵土孝吉ほか（1987）剣道の運動量．金沢大学教育学部紀要自然科学編，36：57-71．
大森曹玄（2008）山岡鉄舟「覚書」香川善治郎手記．pp257-259，春秋社．

[恵土孝吉]

2章3. 短時間運動が発生させる疲労

(3) 格闘技の身体運動量：③柔　道

1．柔道の技術と体力の特徴

柔道の基本動作は，①"自然体"とされる立ち姿勢と組み方，②スムーズに身体を移動し体さばきと崩しによる攻撃・防御動作への移動，③固め技，そして④受け身動作から構成される．試合で必要な特異的体力としては以下があげられる．組み手争いに勝つ，自分の形になる，技を強くする，連続的な攻撃ができる，素早く身体をさばける，相手の技を受け止める，何回も試合を続けられる能力が要求される（中村，1984）．したがって柔道競技では，筋力，スピード，パワー，平衡性，巧緻性，敏捷性そして筋および全身持久力のすべての体力要素が重要となってくる．また，投げ技や体の裁きではダイナミックな筋活動，そして組み手や固め技などでは静的な筋活動が要求され，なおかつ試合中は筋が力を発揮する時間と休息弛緩する時間とが交互に繰り返されるインターミッテント（intermittent，断続的）な筋活動を強いられることが特徴といえる．

2．柔道競技に必要とされる身体能力と試合中の身体運動量

体重階級制で競われる柔道競技では，主に筋力や筋パワーの発生源となる筋量あるいは除脂肪量が多いことが，柔道エリート選手の体力的プロフィールとしてとりあげられている．またわが国ではあまり検討されていないが，30秒間全力ペダリングパワーのような無酸素性作業能力，乳酸性作業閾値や最大酸素摂取力などの有酸素性作業能力も一線級の柔道選手では優れていることが示されている（Dridら，2015，ヨーロッパ男子100 kg級柔道選手を対象に，世界あるいはヨーロッパチャンピオンと国内レベルのチャンピオンの比較）．特にヨーロッパやブラジルでの柔道選手育成では，試合で勝負の決め手となる運動能力および選手の身体的特徴として有酸素性作業能力が重要視されており，その根拠を示す研究が発表されている．

フランスのDegoutteら（2003）は16名の男子ナショナルレベルの柔道選手（18.4歳）の試合前と試合3分後，1時間後，24時間後に採取した静脈血液サ

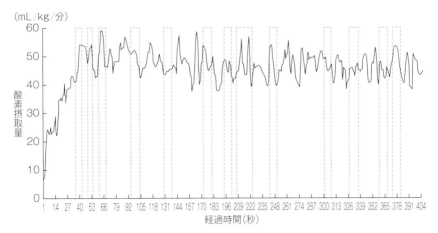

図1 柔道の試合を想定して競技を行ったときの酸素摂取量の経時的変化(Julioら,2016)
図中の点線で示した長方形の時間帯は攻撃以外のポーズ動作時を示す.

ンプルから,試合で必要とされたエネルギー供給を推定した.彼らの最大酸素摂取量は 55.0 mL/kg/分,試合直後の心拍数は 182.4 拍/分,血中乳酸濃度は 12.3 mmol/L であった.試合終了後 3 分に上昇した脂質代謝マーカーは,24 時間以内に試合前の値に戻るのに対して,試合終了後 1 時間から上昇した尿酸値は,24 時間後でも試合前に戻らなかった.このことから柔道の試合ではグリコーゲンによる解糖のみではなく,タンパクおよび脂質代謝もかなり動員されることを推察している.

またブラジルの Julio ら(2016)は,国内あるいは州レベルの試合に出場経験のある 18 歳の男子柔道選手を対象に,試合時間を 1,2,3,4,5 分に想定し,5 試合をそれぞれ別日に行った時の試合中の酸素摂取量の変化を計測している.図 1 に示した 5 分間の試合の場合,開始後 40 秒ですでに高いレベルに達し,しかもその値は下肢自転車運動での OBLA(血中乳酸濃度 4 mmol/L 時)での値を超え,かつ上肢クランキングによって求めたピーク酸素摂取量の値とほぼ同値を示すようになるという.また試合中の攻撃動作以外の時間(pause)でも酸素摂取量は低下せず,攻撃時と同じ値を示し続ける傾向にある.

彼らはさらに,試合中と試合後 6 分間の回復期の酸素摂取量と血中乳酸濃度の動態から,試合で必要となったエネルギー供給の寄与率を推定している.図

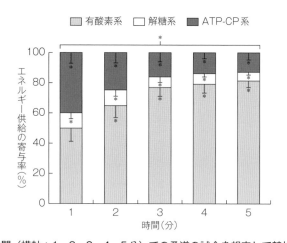

図2 異なる時間（横軸：1, 2, 3, 4, 5分）での柔道の試合を想定して競技を行ったときのエネルギー供給の寄与率(Julioら（2016）より引用改変)
平均値±標準偏差，n=12．すべての試合時間で有酸素系の寄与率は，解糖系およびATP-CP系の寄与率と統計上有意（*：$p<0.05$）に異なり，1分の50％から5分の81％へと増大を示す．

2に示すように，有酸素系によるエネルギー供給は1分間の試合で50％を占め，時間延長にともなってその寄与が多くなり，4～5分間の試合では約80％を占めるようになる．一方，時間延長にともなってATP-CP系からのエネルギー寄与は40％から12％に減少する．また解糖系による寄与は試合時間にかかわりなく6～10％の比率を維持し，1～5分の全試合をとおしてATP-CP系からのエネルギー供給より低くなる．

これらの研究から柔道競技では，第一に有酸素系からのエネルギー供給が重要になり，次に高い筋力や筋パワーの繰り返し出力のためのATP-CP系のエネルギーが重要であるといえる．

国際柔道連盟（IJF）は2016年12月に柔道競技のルール改正を行い，試合時間を5分から4分に短縮した．「有効」を廃止し，「技あり」は何度重ねても「一本」にならない．また，消極的な姿勢に対して出される「指導」も，これまで4度目で反則負けとなっていたものを3度に減らし，守りに入る選手を厳しく対応すると同時に，より攻撃的な姿勢を意識させ，「一本」勝ちによる決着を促している．改正前は「指導」の差でも勝負が決まっていたが，ポイントが同じで4分間を終えた場合は，「指導」の数に関係なく時間無制限の延長戦に入る

とした．そのルール改正を受けて行われた 2017 年 4 月の全日本選抜体重別選手権兼世界選手権代表最終選考会では，力の接近した者同士では完全に投げてポイントを奪うことは難しく，「指導」2 までで延長に入る試合が全 98 試合中約半数の 45 試合．その中で 10 分以上も続いた数試合があり，選手にとっては ATP-CP 系能力の向上と同時に，ますますスタミナ＝有酸素性作業能力の向上が勝敗を左右する大きな課題になったといえよう．

3．柔道のインターミッテントなトレーニング負荷量と疲労を科学的に捉える試み

ここまで示してきたように，投げ技や素早い動きの変化，相手からの受け動作など，4 分間あるいはそれ以上にわたる大きな筋出力を向上するようなトレーニング強度と，トレーニングによる疲労を定量化するにはどうしたらよいであろうか．

Morales ら（2016）は，柔道に特異的なインターミッテント動作と，力発揮特性からトレーニング負荷の定量化を試みている．被験者はメモリ機能がある心拍計測ベルトを装着して，通常の 5 分間の「乱取り」練習の要領で，5 人の相手に対して 1 人 45 秒ずつ順番に「乱取り」を繰り返す．疲労困憊して乱取りができなくなる時間，あるいはコーチが被験者が戦意を喪失してこれ以上「乱取り」を続けられないと判断した時間を計測する（疲労困憊時間：彼らのデータでは平均 13.88 分）．「乱取り」時間中で，90％HRmax 以上となる時間を積算して疲労困憊時間との比率を求める．この比率は選手によって異なり，選手の能力に合わせて「乱取り」の高強度のトレーニング時間を確保しようとするとするアイデアである．この理論的根拠としては，「乱取り」トレーニングは work：pause（休息）比が 3：1，あるいは 2：1 で繰り返される high-intensity intermittent 運動であり，強度な心臓循環系および筋での代謝能力が要求される．work の強度を低下させないためには，pause でのクレアチンリン酸の再合成と，開始 2 分後からの pause は有酸素性機能の亢進が重要な役割を果たす．

Katarzyna ら（2014）も同様に心拍モニターを利用して，以下の Special Judo Fitness Test（SJFT）を開発している．被験者は畳上で 6 m 離れた 2 名の対戦相手の間に立ち，以下の A，B，C 時間帯の順番で，「一本背負い」を時間内にできるだけ多く行うことを課題とする．A はテストスタートから 15 秒間，B

表1 Special Judo Fitness Test（SJFT）によるヨーロッパの女子国際級のエリートシニア（上段）およびジュニア（下段）選手の5段階体力評価表(Katarzynaら, 2014)

	評価規準	「一本背負い」投げの数	テスト直後の心拍数(拍/分)	テスト後の回復1分目の心拍数(拍/分)	指　数
シニア選手	A：Excellent	≥30	≤160	≤129	≤10.21
	B：Good	29	161〜170	130〜138	10.22〜11.31
	C：Regular	26〜28	171〜189	139〜158	11.32〜13.48
	D：Poor	24〜25	190〜199	159〜167	13.49〜14.52
	E：Very poor	≤23	≥200	≥168	≥14.53
ジュニア選手	A：Excellent	≥26	≤167	≤128	≤12.18
	B：Good	25	168〜175	129〜139	12.19〜13.71
	C：Regular	23〜24	176〜190	140〜161	13.72〜16.13
	D：Poor	22	191〜198	162〜171	16.14〜17.41
	E：Very poor	≤21	≥199	≥172	≥17.42

シニア選手(20歳以上，n=96)，ジュニア選手(14〜19歳，n=65)

とCは30秒間で，AとBおよびBとCの間にはそれぞれ10秒間の休息（インターバル）を設ける．運動中と回復時の心拍数（HR）から以下のIndexを算出する．

　　　SJFT Index＝Final HR＋HR 1 分／「一本背負い」投げの数　（拍/回）

　ここでFinal HRはテスト終了直後の心拍数，HR 1 分はテスト終了後の回復1分の心拍数，「一本背負い」投げの数はA，BおよびC時間帯での投げ数の総和である．Katarzynaら（2014）は，このテストを用いてブラジル，セルビア，ヨーロッパの国際級のエリート女子シニアおよびジュニア選手について調べた多くの研究をレビューして，柔道選手の体力評価値を作成している（表1）．女子シニア選手でExcellentの評価基準は，75秒間で「一本背負い」投げ30回，心拍数はテスト直後160拍/分以下，回復期1分で129拍/分以下，Indexは10.21以下という数字が示されている．このIndexは「一本背負い」1回あたりの心拍数を示し，「一本背負い」の回数が多くかつ心拍数が低いことが高評価となる．

4．疲労を促す要因

　柔道特有の減量，とりわけ急速減量によるコンディショニングと疲労は重要な問題である．そこでは体力学的，神経学的かつ心理学的視点から，減量によ

り疲労を招来する研究と疲労を客観的に測る尺度が必要になってくる．あわせてトレーニング現場からは，長期的減量計画や急速減量の量的範囲や方法論について，トレーニング内容，食事，休息および男女差などを考慮した包括的コンディショニングの提示が待たれるところである．加えて今日的問題として，特に発育期にある小，中および高等学校での男女選手に対するコーチングに関して，柔道競技に必要となる心技体の習得や競技トレーニング方法を科学的かつ合理的に明示する必要があると考えられる．

また，外的要因として暑熱環境下での脱水状態による疲労，逆に冬期の朝稽古などの寒冷環境時での筋－腱－関節全体の粘性あるいは弾性不良と疲労の問題も課題となるであろう．同様に施設面の外的要因として，床の硬さ（畳の下のバネの有無）や選手の衝突による壁の素材や緩衝と疲労の問題も，スポーツ障害や事故面と併せて実践的諸問題として今後の研究に基づいた提言が急務であるといえよう．これらについては紙面の関係上問題提起にとどめて，今後このような実践的研究が進められることを期待したい．

文　献

Degoutte F, et al.（2003）Energy demand during a judo match and recovery. Br J Sports Med, 37: 245-249.

Drid P, et al.（2015）Fitness and anthropometric profiles of international vs. national judo medalists in half-heavyweight category. J Strength Cond Res, 29: 2115-2121.

Julio UF, et al.（2016）Energy system contributions to simulated judo matches. Int J Sports Physiol Perform, DOI: 10.1123/ijspp.2015-0750.

Katarzyna L, et al.（2014）Establishing normative data for the special judo fitness test in female athletes using systematic review and meta-analysis. J Strength Cond Res, 28: 3585-3593.

Morales J, et al.（2016）The work endurance recovery method for quantifying training loads in judo. Int J Sports Physiol Perform, 11: 913-919.

中村良三（1984）柔道のトレーニング，pp99-108．浅見俊雄ほか編，現代体育・スポーツ大系第20巻，講談社．

　　　　　　　　　　　　　　　　　　　　　　　　　　　　　　　［船渡和男］

2章4. 長時間運動の成績と疲労

(1) ペース配分を誤ると成績は落ちる：
⑪クロスカントリースキー

　クロスカントリースキーは，別名「雪上のマラソン」とも呼ばれる競技であり，オリンピックでは約1 kmのスプリント種目や50 kmの長距離種目があるほか，北欧で人気を博している市民大会では100 kmを超えるレースも存在する（写真1・2）．

　スプリント種目は，タイムトライアルによる予選で上位30名を選出したのち，6名1組による準々決勝，準決勝，決勝のトーナメント戦が行われる．優れた競技成績を獲得するためには，予選で好位置につき，続くトーナメント戦で競り合いや駆け引きの中から相手よりも早くフィニッシュすることが求められる．また，予選からトーナメント戦までは約1時間，トーナメント戦間は約20分の休息時間があり，すばやい疲労回復が求められる種目でもある．

1．スプリント種目の生理学的応答とペース配分

　著者らが決勝進出者の最高心拍数に対する平均心拍数の割合，血中乳酸濃度を測定したところ，決勝後の平均心拍数が漸増負荷試験における最高心拍数の$90.9 \pm 2.5\%$，血中乳酸濃度が17.06 ± 1.42 mmol/L（漸増負荷試験後：13.2 ± 6.4 mmol/L）であった．つまり同種目においては，漸増負荷試験と比較してもかなりの高強度運動が行われており，競技中は酸化系および解糖系のエネ

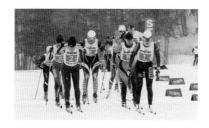

写真1　クロスカントリースキー競技の様子（写真提供：スウィックススポーツジャパン株式会社　生越永氏）

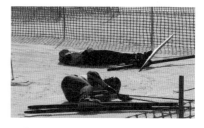

写真2　フィニッシュ直後に倒れこむ選手たち（写真提供：スウィックススポーツジャパン株式会社　生越永氏）

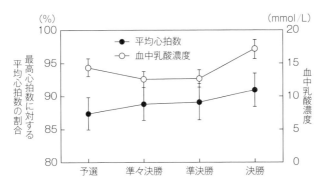

図1　スプリント種目における心拍数と血中乳酸濃度の変化

ギー供給がなされ，競技後は相当な疲労状態にあるといえよう．また予選から決勝までのデータの推移をみると，心拍数は予選から決勝にかけて徐々に上昇を示す一方で，血中乳酸濃度は準々決勝と準決勝では予選よりもやや低く，決勝では最高値を示している（図1）．

つまり，競技成績に優れた選手のペース配分の特徴は，トーナメント戦では最大下の運動強度で滑走し決勝に進んでいること，決勝では最大の運動強度で滑走していることだといえる．これらのことを踏まえると，スプリント種目の競技パフォーマンス向上のためには，酸化系および解糖系エネルギー供給機構が最大レベルあるいは最大下レベルで動員される運動強度でのトレーニングが望ましい．

2．男子10km種目，女子5km種目のペース配分と競技成績

クロスカントリースキーのスタート方式には，インターバルスタート方式とマススタート方式がある．前者は一定の時間間隔で選手が1人ずつスタートする方式であり，後者は選手全員が一斉にスタートする方式である．前者の場合，自分自身のペースを相手と比較することが困難であるため，コーチがコース内のいくつかの地点において区間タイムを計測して選手に通過順位を伝えることで，選手はペース配分を調整するなどのレース戦略を再構築することが可能となる．

男子10km種目（5kmを2周）のレースペース分析をした研究では，競技パフォーマンスの高い選手は走法やレースの地点（前半または後半）にかかわらず高い滑走速度を有していたこと，1周目の滑走速度が高く2周目では比較

2章　理論と実際

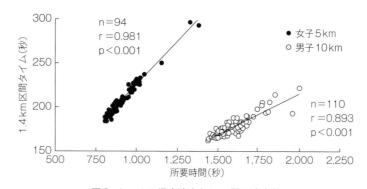

図2　Lap1の滑走速度とLap間の速度差
(Lap1：1.4km地点，Lap2：6.5km地点，藤田ら（2014）より引用改変)

的大きく失速することが示された（藤田ら，2014）．インターバルスタート方式は，選手が自身の体力や技術に応じて可能な限り所要時間を短縮させようと競技中のレースペースを調節しながら滑走することができる．したがって，選手が競技パフォーマンスを高めるためには，競技のスタート時からフィニッシュにかけて徐々にペースを上げるのではなく，後半のペースダウンを踏まえたうえでスタート直後から滑走速度を高める必要があるといえる．これらのことから，コーチがタイムチェックをするポイントは，レースの序盤から中盤であることが望ましいであろう．

　女子5km種目および男子10km種目における1.4km地点のレースペース分析をした研究では，競技の所要時間と1.4km地点の区間タイムとの間に有意な正の相関関係が認められた（図2，藤田ら，2014）．1.4km地点は，女子5km種目では競技コース全体の28％，男子10km種目では14％に相当する距離である．これらの結果を踏まえると，やはり序盤から速いペースで競技を進めていくことがよい競技成績を得るうえで重要であるといえよう．

3．下肢の疲労は上肢を使う走法にも影響する

　クロスカントリースキーのクラシカル走法では，急な上り坂において片方のスキー板のキックと対側のポールのプッシュを交互に繰り返して行うダイアゴナル走法（写真3左）が主に用いられる．一方，平地においては，両方のポールのプッシュのみで推進力を得るダブルポーリング走法（写真3右）が主に用

4. 長時間運動の成績と疲労

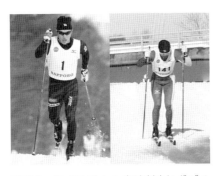

写真3 ダイアゴナル走法(左)とダブルポーリング走法(右)(写真提供：スウィックススポーツジャパン生越永氏, SAJ30承認第00294号, 00295号)

いられる．近年，用具の高性能化や人工雪コースによるハードバーン化によって競技の高速化が進んでおり，コースのすべてをダブルポーリング走法で滑走する選手も出てきている．

ダブルポーリング走法が主要な走法となり，上肢の重要性がさらに求められる中で，上肢と下肢という点に着目してみたい．ダブルポーリング走法を対象に下肢の貢献を明らかにした報告では，膝関節と足関節を固定した状態では，最大酸素摂取量，最大速度およびオールアウトまでの持続時間がそれぞれ減少することが示されている（Holmbergら，2006）．

これらの結果は，両方のポールのプッシュで滑走するダブルポーリング走法においても，下肢の貢献によってより多くのエネルギー供給が可能となること，それにともない競技パフォーマンスと関連の高い最大速度や持続時間が高まることを示唆するものである．言い換えると，下肢の疲労が蓄積した場合には，ダブルポーリング走法のパフォーマンスが低下することを意味しており，上肢のみではなく下肢にも着目したトレーニングが必要となろう．競技者やコーチは上肢と下肢のもつ役割の変化に注視し，常に最適なトレーニング方法を模索していく必要があるだろう．

文 献

藤田善也（2013）クロスカントリースキー競技におけるバイオメカニクス的観点からの競技サポート．バイオメカニクス研究．17：189-200．

藤田善也ほか（2014）クロスカントリースキー競技における競技パフォーマンスとサイクル特性との関係-男子10kmクラシカル競技種目を対象として-．体育学研究，59：275-282．

Holmberg HC, et al.（2006）Contribution of the legs to double-poling performance in elite cross-country skiers. Med Sci Sports Exerc, 38: 1853-1860.

[石毛勇介・藤田善也]

2章4．長時間運動の成績と疲労

（1）ペース配分を誤ると成績は落ちる：②ボート

およそ200年の歴史をもつ英国のオックスフォード大学とケンブリッジ大学の大学対校レガッタ（ボートレース）は，毎年春にテムズ川で行われ，距離も4マイル1/4（約6,800 m）である．わが国でも100年を超える歴史がある早慶レガッタは隅田川において距離3,750 mで競われている．一方，今日ではオリンピックや世界選手権などの国際大会や全日本選手権，全日本学生選手権などの国内大会でのレースは，2,000 mの静水，直線コースで行われる．

1．ボートの競技特性とレース中の生理学的応答

「漕艇（ボート漕ぎ）は，短距離走にも長距離走にも該当せず，さらに中距離走でもない．（漕艇の）競技力を決めるのは，持久力，筋パワー，動作のスピードと協調，技術，意志力，集中力であるが，なかでも持久力が決定的な役割を演じる」（Dodd（2009）より抜粋）

2,000 m競漕の競技時間は艇の種類や男女，そして競技レベルによる違いはあるが，およそ5分30秒から8分であり，エネルギー供給システムに基づいた分類によれば，有酸素性と無酸素（乳酸性）性の両システムを動員する「ミドルパワー系」スポーツ競技である．

レースはハイピッチでのスタートダッシュとスパート，ほぼレース全体を通してのピッチであるコンスタントピッチでの力漕，そして最後にはすべての力を出し切ってハイピッチで漕ぐラストスパートで構成されている．図1はローイングエルゴメータを用いて2,000 mのレースをシミュレーションした際の酸素摂取量（$\dot{V}O_2$）の変化を示している．この図からも明らかなように，スタートを除くほぼ全レース中，$\dot{V}O_2$がほぼ最大酸素摂取量（$\dot{V}O_2max$）に近いレベルでパワー発揮がなされている．

ボート競技では，漕手が乗った艇を空気と水の抵抗を受けながらゴールを目指して進めるが，艇は水上にあり，水の浮力の恩恵を受けることができるので，絶対値としての$\dot{V}O_2max$（L/分）が大きいことが競技成績にとって有利であり，

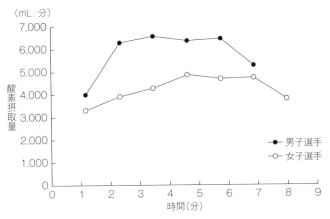

図1 2,000mのレースをシミュレーションした際の酸素摂取量（$\dot{V}O_2$）の変化
(Hagerman, 1994)

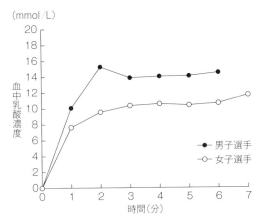

図2 2,000mのレースをシミュレーションした際の血中乳酸濃度の変化
(Hagerman, 1994)

それは選手の体格，体重（除脂肪量，筋量，心臓容量）が大きいことが有利であることを意味している．また，図2に示すように，2,000 mレースでは，血中乳酸レベルもスタートから一気に上昇し，2分後からは男子選手で14 mmol/L，女子選手で10 mmol/Lに達し，以後もゴールまで非常に高いレベルで推移している．

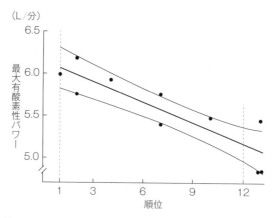

図3 世界選手権大会における参加クルーの平均最大酸素摂取量とレース順位との関係
(Secher, 1983)

図3は世界選手権大会における参加クルーの順位とクルーメンバーの平均最大有酸素性パワー（$\dot{V}O_2max$, L/分）との関係を示している．この図からも，高い有酸素性パワーを有するクルーは高い競技パフォーマンスを得られる可能性が非常に高いことがわかる．

2．ボートレースにおけるペース配分

「あまたのレース結果の解析より，レース距離を均一のスピードで漕ぎ通した漕手はいまだかつていないこと，スタート直後に到達する最高スピードは，ラストスパートでは越えるどころか同じスピードとなることもほとんどない」（Dodd（2009）より抜粋）

2,000 m のレースにおいては，通常500 m ごとのラップタイムが計測されている．ダブルスカルの元世界チャンピオンであり，生理学者であるセーガ博士は，1974年の世界選手権における上位6クルーの500 m ごとに区分したスプリットタイムを解析し，最初の500 m のスプリットタイムが最も早く，以後，それは低下し，最後の500 m では平均スピードよりもやや速くなっていることを明らかにしている（図4）．平均的な速度を維持してレースを進めることが，最も効率的であると考えられるが，実際のボートレースではできる限りスタートで相手よりも前に出て，レース全体を進めようとするケースが多い．そ

4. 長時間運動の成績と疲労

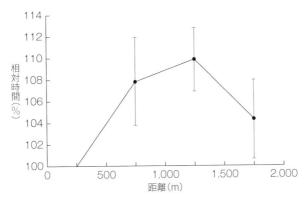

図4 1974年の世界選手権大会における男子決勝進出クルーのレース中のペース配分
(Secher, 1983)

れは，漕手が艇の進行方向と逆向きにシートに座り，後ろ向きになってローイング動作を行うので，ボート競技においては，漕手にとって，他の艇（クルー）よりも前に出ているときは，相手を見て漕ぐことができるという心理的な要因が考えられる．しかし，スタートから最初のクオーターである500 mに至るまでに，実力以上に大きなパワー発揮をしてしまうと，オーバーペースとなり，それ以後のレース，とくに後半の1,000 mでのペースダウンを余儀なくされる恐れが生じる危険性がある．

3．ペース配分と競技成績

わが国の大学ボートレースの記録は，おおよそ，男子エイト（M8＋）で6分前後，女子ダブルスカル（W2x）では7分30秒が目安とされる．そこで，2016年に行われた大学選手権大会における男子エイトと女子ダブルスカルの決勝レースを例として，セーガ博士と同様な解析方法で，2,000 mレースのペース配分とレース記録をみてみることにする．なお，全レースを通した平均ラップタイム（500 mあたりの時間）は横線で示してある．男子エイトは1〜3位のクルーのレースペースを平均して示した（図5A）．この図から男子エイトの上位3クルーのレースペースは，セーガ博士が示した図とほぼ同じ傾向であり，適正なレースペースであったことがわかる．

2章 理論と実際

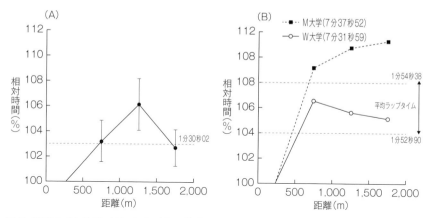

図5 男子エイト決勝（A）および女子ダブルスカル決勝（B）におけるレース中のペース配分（2016年大学選手権大会記録より作図）

　女子ダブルスカルは1位（7分31秒59）と3位（7分37秒52）のクルーのレースペースを示した（図5B）．女子ダブルスカルの決勝レースの例では，優勝クルーはスタートから終始自分たちのペースでレースを運んだのに対して，3位に甘んじたクルーは最初の500 mで勢いよく飛び出したものの，1,000 mでは優勝クルーに追い上げられ，後半の1,000 mで大きく失速して敗れてしまったことから，結果としてペース配分を誤ったといえるだろう．

　1936年に開催されたベルリンオリンピック・ボート競技エイトでドイツ，イタリアとの大接戦を制して優勝したアメリカクルーを題材にしたノンフィクション小説「The Boys in the Boat」においては，ボートレース模様が臨場感をもって記述されている．男子エイトのアメリカクルーは，予選レースで日本クルーと対戦している．明らかに欧米クルーに比べて体格が劣っていた日本クルーは，「水から飛び立とうともがくアヒルのようだった」とアメリカクルーのコーチが表現したように，スタートからピッチ50というハイペースで漕ぎ，コンスタントピッチもそれほど落とさず，最初の500 mはトップで通過している．しかし，次第に疲れが出てきて，アメリカやイギリスのボートに追い上げられ，1,000 mの中間地点では，疲れ果てた日本のボートは突然失速し，見る間に順位を落として後半の1,000 mでは，大きく水を開けられて敗退している．そしてレース後半において，アメリカとイギリスのクルーは大接戦を演じ

ながらゴールに向かって進み，アメリカがラストスパートでイギリスを抜き去ってゴールしている．

　欧米のクルーと比べて明らかに体格的に劣る日本クルーにとっては，スタートからハイピッチで漕ぎ，一気に飛び出す戦術であったであろうが，スタートスパートに引き続くレース前半でのハイペースによる体力のあまりの消耗が，後半の急速な失速をもたらしたものと推察される．日本クルーが500〜1,000 mでもう少しペース（ピッチ）を落として漕ぎ，後半の1,000 mに体力を温存していたら，もう少しよいレースができたかも知れない．しかし，体格が劣り，おそらく$\dot{V}O_2max$（L/分）も欧米クルーと比べて低かったであろうから，捨て身の勝負に出たのであろうが，実力に大きな差があった欧米クルーに勝つことは難しかったと思われる．

おわりに

　ボート競技ほど番狂わせが少なく，ほとんどのレースにおいて実力のあるクルーが勝利するスポーツはないかも知れない．しかし，同じレベルであれば，自分たちにあった最良のレース戦術をとることによって勝利をもたらすことも可能である．

文　献

Brown D 著，森内 薫訳（2014）ヒトラーのオリンピックに挑んだ若者たち−ボートに託した夢−．早川書房．
Dodd C 著，榊原章浩訳（2009）世界漕艇物語．東北大学出版会．
Hagerman FC（1994）Physiology and nutrition for rowing, pp221−302. In: Lamb DR, et al. eds., Perspectives in Exercise and Sports Medicine Vol. 7, Physiology and Nutrition for Competitive Sport. Cooper Publishing Group.
Secher NH（1983）The physiology of rowing. J Sports Sciences, 1: 23−53.

［樋口　満］

2章4．長時間運動の成績と疲労

（2）ペース配分の獲得

トレーニングを始めた初期では，タイムトライアルやレースの記録は体調の好不調，気象条件，ペース配分等によって走る度に大きく変動しながら向上し続けるが，数年もするとその伸び率や変動幅が段々小さくなる．このような記録の安定化はその日の体調や気象条件等を適切に判断するペース調整能力に長けてきたことを示唆している．ではペースはどのようにして作られ調節されるのであろうか．

1．ペースは走る前に決まっている

距離の長いマラソンレースでは，ペース配分は試合を決める重要な要素の1つである．当日の体調や気象条件，あるいはライバルとの駆け引きの中で，自分のペースを見出し維持しながら，自分の余力と残りの距離とを勘案し，効率のよい安定したペースで走り続けなければならない．各個人のマラソンの理想的ペースは生理的にはエネルギー収支のバランスがとれた最も早いペースである乳酸性閾値（vLT）である（しかし，約30 kmを過ぎるとランニングの経済性の低下にともなってペースが維持できなくなるため，あらかじめそれを見越してペース配分を決めなければならない）．ランナーは日々のトレーニングの中で主観的なスピード感，身体への刺激の程度や努力感等の整合性を学習する．その結果，たとえばベテランマラソンランナーでは5 km 15分のペースを設定すると±5秒以内で走れるほど高精度のペース感覚を体得している．

Ulmer（1996）は，マラソンを走る際，日ごろのトレーニングの状態やこれまでのレース経験や知識を基に，レース途中で大幅にペースダウンやペースアップしないように安全でしかも安定した最高速度のペースをあらかじめ大脳がイメージするという「安全予知理論」を発表した．しかし，実際にはスタート後にも体調の良し悪しによってペースの微調節が行われなければならない．そこでTucker（2009）はUlmer（1996）の理論を一歩進めた「中枢制御理論（central governor model：CGM）」を提唱した（図1）．

4. 長時間運動の成績と疲労

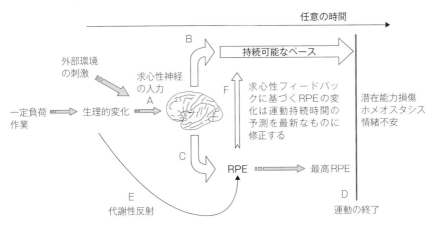

図1 一定負荷で疲労困憊まで運動を行った際の運動パフォーマンスの調整のための手順を示す模式図：中枢制御理論（central governor model：CGM）(Tucker, 2009)

　この理論は，レース中全身（呼吸循環系や筋系）から大脳に送られてくる求心性の信号（情報）を中枢神経機能が感知・評価（主観的運動強度，RPE）して，その日の体調，疲労状態，エネルギー出力の余裕度，さらに残りのゴールまでの距離等を勘案しながらレース前に決めたペースを微調節する，という考えで，理論は安定したペースを維持するために大脳が深く関与していることを指摘している．
　この考え方は，あくまで安全で安定したペースと記録を念頭に置いた理論的ペース配分である．しかし，実際のマラソンは1人で走るのではない．スタート直後の位置争いからグループができると相互に励まし合いながら進むが，約25〜30 kmを過ぎると友好ムードは一変して勝つためのレースになる．そこではペースの安定だけでなく戦略的駆け引きもある．終盤は体力勝負だけでなく精神力勝負にもなる．

2．実際のレースにみられるペース配分

　マラソンを走るときの理想のペースは，物理的にイーブンペースで走れる最高のスピードで走り続けることである．それを示す身近な例をElyら（2008）が報告している（図2）．この図はわが国で開催された3大女子マラソン大会（東京：16回，大阪：26回，名古屋：20回）の計62回の各レースの1位，25位，

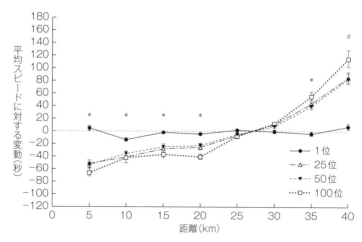

図2 各グループのレースタイムから算出した平均ペースをゼロとしたときの，5kmごとのスプリットタイムの変動(Elyら，2008)
ただし，*は1位と他のグループとの有意差を示す（p<0.05）．#は1位と他のグループのフィニッシュのタイムとの間と100位と他のグループとの間に有意差があることを示す（p<0.05）．

50位，100位になったランナー各62名のレース記録から算出した5kmごとの平均スピードと，実際の5kmごとのスプリットタイムの平均値を図示したものである．それによると1位のランナーは一貫して物理的イーブンペースで走っているが，他のグループは前半速く約28km地点から平均ペースよりも遅くなり，そこからフィニッシュまで指数関数的にペースが遅くなっている．

最近ではペースメーカーが存在するため，25〜30kmでペースメーカーが離れてから一気にペースアップするレース展開が多いが，それでも1位になる選手は5kmごとのスプリットタイムでみると図2の1位選手に近似したペースになることが多い．

3．マラソンの記録の変動係数（CV）からみたペース配分

マラソンランナーの総合的な能力は記録から評価せざるを得ない．記録の安定度はマラソンランナーとしての個人の生涯のマラソン記録の変動係数（CV）から評価することができるが，それはまたペースの安定度を示唆するものでもある．たとえば，マラソンを途中棄権，初出場や晩年の突出した記録を統計的に棄却しながら，最終的に残った記録の変動係数（標準偏差／平均値）を比較

表1 マラソンランナーの生涯レース数と記録の変動係数

	a	b	c	d	平均(秒)	SD	CV(%)
B.アベベ	15	2	2	11	8428.4	294.03	3.49
F.ショーター	16	2	5	9	7912.0	52.73	0.67
H.ゲブレセラシエ	18	5	2	11	7554.9	72.04	0.95
児玉泰介	22	0	2	20	8095.6	217.00	2.68
犬伏孝行	15	7	1	7	7984.3	303.26	3.80
藤田敦史	16	2	2	12	7902.1	135.89	1.72
高岡寿成	10	1	1	8	7787.9	177.87	2.28

a：生涯マラソンレース数，b：途中棄権数，c：統計による棄却数，d:最終的対象レース数，SD：標準偏差，CV：変動係数

すると表1が得られる．それによるとローマ五輪と東京五輪を世界新記録で二連覇したエチオピアのアベベの変動係数は，高所と低所のレースが混同しているため3.49％と変動幅が比較的広い．アメリカのスーパースターのF.ショーターの変動係数は0.67％と，「強いランナー」の評判通りの安定した走りを示している．また，かつて5,000 mと10,000 mの世界記録保持者で，マラソンでも2度の世界新記録を更新した「速いランナー」の象徴でもあったエチオピアのゲブレセラシエの変動係数は0.95％と速いペースで安定している．

気象条件やコース，あるいはその日の体調も異なる中で42.195 kmの長丁場を変動係数が1.0％以下で走った彼らは超人的なペース感覚を備えていたに違いない．

文献

Ely MR, et al. (2008) Effect of ambient temperature on marathon pacing is dependent on runner ability. Med Sci Sports Exerc, 40:1675-1680.

Tucker R (2009) The anticipatory regulation of performance: the physiological basis for pacing strategies and the development of a perception based model for exercise performance. Br J Sports Med, 43: 392-400.

Ulmer HV (1996) Concept of an extracellular regulation of muscular metabolic rate during heavy exercise in humans by psychophysiological feedback. Experientia, 52: 416-420.

[山地啓司]

2章4．長時間運動の成績と疲労

（3）ラストスパートが可能な理由

1．ラストスパートを生む要素

　陸上競技（トラック種目やロードレース），水泳，ボート，自転車競技等の一定距離の所要時間を競うスポーツでは，終盤のペースアップやフィニッシュ直前のラストスパートが勝敗や記録を決めることが多い．ラストスパートを決める1つの要素が大脳から発せられるインパルスの発射量（意志力）とすると，ラストスパートが行動として現れそれを持続するためには，何をすべきかの①明確で魅力的な目的（方向性），大脳からのインパルスが筋を動かす②エネルギー（パワーの発生），スポーツでは距離や時間をともなうことから③意志力とエネルギーの持続力，などが必要である．たとえば，意志力がどんなに強くてもエネルギーの出力が続かなければ，ラストスパートをかける余裕もなければ，例えスパートをかけても単発的なスパートになり最後まで持続できない．また，適切なスパートには意志力とゴールまでのエネルギー量，あるいは特に勝利を意識するならば，ライバルとの駆け引きを含めた高度な状況判断能力と決断力がなければならない．

　Noakesら（2007）は，「すべての自発的運動の始まりも終わりも大脳（central nervous system：CNS）が決める」と考えた．レース終盤に心肺や活動筋が疲労困憊に近づくと，大脳がインパルス（運動単位）の発射量を補充して「もっと頑張れ」と指令を出すが，心肺や末梢器官は「もうダメだ」とフィードバック信号をCNSに送る．いわゆる心と身体の葛藤が始まる．生理的には，大脳からのインパルスの補充量が限界に達するか，インパルスに余裕があっても筋が命令に応えられなくなると，CNSがこれ以上スピードの維持が困難と判断する．CNSが「もうダメだ」と決断した瞬間に緊張が一気に解け，脱補充（de-recruitment）が生じ運動が終了する．

　このことを考えると，ラストスパートは意志力に上記の3つの項目が効果的に機能しなければ行動として現れてこない．したがって，ラストスパートは頑張る心の主と頑張れる身体の従とが織りなす限界への挑戦である．

4. 長時間運動の成績と疲労

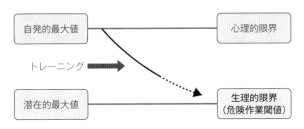

図1 心理的限界から生理的限界へ
長年トレーニングを行うことによって、心理的限界値が生理的限界値に限りなく近づく。同時に、身体に損傷をきたす危険率が高まる。体力テストの値は自発的最大値（顕在値）を示すもので、各個人がもつ真の最大値（潜在値）を示すものではない。最大値はこころの状態によって変化する。

2．頑張る心と頑張れる身体とは

自発的に発揮できる最高の力を心理的限界といい、頑張る心の上限を決める。それに対して暗示、催眠、物理的・化学的刺激、ライバルの存在や褒賞等の内因性と外因性の要素を用いて心理的抑制のすべてを排除した状態を生理的限界という（図1）。たとえば、猪飼ら（1965）は、尺骨神経への電気刺激による母指内転筋の筋力が、自発的最高筋力（精神的限界）に比べ20〜50％高くなることを報告しているが、この状況こそが生理的限界である。普段は活動筋を保護するために心理的抑制がかかっているが、その抑制が取り払われると、それだけけがの確率が高くなる。スポーツトレーニングによる競技力向上は、1つに心理的限界が生理的限界に近づくことである。

もう1つの競技力向上は、頑張れる身体の改善にともなうものである。レースの終盤やゴール直前にみられるスパートは、大脳からのインパルスの量（意志力）とそれに応えられる頑張れる身体の余裕力がどれだけ残されているかで決まる。その生理的な頑張れる身体は血中乳酸濃度、筋グリコーゲン量、動脈血酸素飽和度（SaO_2）などの酸素不足能（負債能）で決まる。最近では生理的な頑張りの程度の指標にSaO_2が用いられる。たとえば、Powersら（1988）によると、普段トレーニングしていない者はどんなに頑張ってもSaO_2が92.0％以下に下がることはないが、十分トレーニングされたエリートのランナーでは約85％まで下がる。超エリートは酸素不足に対する耐性能力が高い（図2）。

それだけ競技者は、心理的限界をより生理的限界に近づけるよう頑張ることができる。しかし、これはまたけがの発生率を高めることになる。また、これ

2章　理論と実際

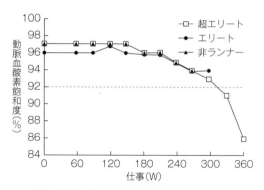

図2　SaO_2は仕事（W）が150W以上になると低下し始めるが，エリートと非エリートは92％以下に下がらない．しかし，超エリートはさらに低下し85％まで低下する(Powersら，1988).

らの生理的余裕力は，主観的運動強度（RPE）として求心性神経を介して中枢神経系に絶えずフィードバックされることから，最終的判断は大脳で行われる．すなわち，"走れ"と命じるのも，"走るのを止め"と命じるのもすべて大脳である．

3．頑張る心が頑張れる身体に近づくと

　心理的限界が生理的限界に近づくにつれけがが頻発する．また，日々頑張りすぎると疲労と回復のバランスが崩れ，オーバートレーニングに陥る．その一方で，マラソンのような長時間のレースでは，バスケットボールでいう「ホットハンド現象」（ホットハンド現象とは試合中神がかったようにシュートがことごとく入る現象をいう）が現れることがある．生理的には酸素の収支レベルが最高度に高まり，身体から疲労物質が一気に抜け心身が充実して，スピードをどんどん高められる現象である．著者はこのような現象を「ホットハンド現象」になぞらえて「ホットレッグ現象」と呼んでいる．自分でも信じられないような神がかった力を発揮するので，このような場合には自己記録を大きく更新する．日本記録をみていて，もしかしたら「ホットレッグ現象」を経験したのではないかと思われる選手がいるのに気付いた（前項の表1参照，p165）．

　1986年に開催された北京マラソンは，肌寒い霧雨のレースであった．児玉泰介は中山がもつ2時間8分15秒の日本記録を破り2時間7分57秒で優勝し

た．当時の児玉は1984年に2時間15分56秒，1985年に2時間10分36秒の記録をもつものの無名に近い選手であった．日本のマスコミはその快挙を讃えながら，コース距離に測定ミスがあったのではないか，との疑念を拭い去れない論評であった．翌年北京マラソンに挑戦した宗猛は走後，「泰介はこのコースをよく7分台で走ったなー」，と感想を述べている．犬伏孝行（大塚製薬）は1999年のベルリンマラソンを2時間6分57秒で走り，児玉の日本記録を15年ぶりに破った．彼のそれまでのベスト記録が2時間13分15秒であることから実に6分以上短縮したことになる．その翌年の福岡マラソンでは藤田敦史が2時間6分51秒で犬伏の記録を更新した．ちなみにこの3選手の日本記録は，自己の生涯記録から棄却されない記録であったことから，決してフロック（fluke）ではない．

問題は日本記録を作った後である．児玉はその後マラソンを11回完走しているが，その中のベスト記録は2時間11分23秒で，自分のベスト記録よりも3分以上遅い記録であった．犬伏は翌年福岡で2時間8分16秒の記録を出したものの，マラソンへの挑戦は3年余りで終わっている．藤田もその後故障に悩まされ，自己の2番目の記録を出したのは5年後の2時間9分48秒である．彼らの競技生活の晩年はけがに悩まされ，たとえば犬伏は最後7回のレース中5回を，藤田は最後3回のレース中2回を途中棄権で終えている．

身体が十分鍛えられていないときに，何かの拍子に実力以上の力を出し切ったとき，例えそのときけがをしなくても身体へのダメージは相当大きくなる．また同様に，ラストスパートをかけて頑張ることは，身体へのダメージを高めけがの可能性を増す．「好事魔多し」の格言は，頑張る心と頑張れる身体の間にも存在する．

文献

猪飼道夫ほか（1967）筋力と疲労の研究1・2．体育の科学，17：108-113，166-172．

Noakes TD, et al.（2007）Arterial oxygenation, central motor output and exercise performance in humans. J Physiol, 585: 919-921.

Powers SK, et al.（1988）Incidence of exercise induced hypoxemia in elite endurance athletes at sea level. Eur J Appl Physiol Occup Physiol, 58: 298-302.

[山地啓司]

2章 5. 登山と疲労

(1) 登山と疲労〜2つの視点〜

　登山は人工の競技場で行うものではない．ルールを決めて他の人と競うわけでもない．自分の好きな山に出かけて，好きなように歩くことが基本である．したがって，一般的な意味でのスポーツではなく，むしろレクリエーション，レジャー，あるいは旅のようにみえる．登山者の側でも，登山はスポーツではない，という意識をもつ人が少なくない．また登山には，運動の要素だけではなく，生活の要素も入ってくることが多い．このように考えると，登山はスポーツというよりは農業や林業といった，人間の生活が文明化される以前に多くの人が行っていた，長時間労働を行う人の生活や活動によく似ている，というのが著者の捉え方である．

　登山は，それをしない人には特殊な行為に見えるかもしれない．しかし，意外に身近なところで，あらゆる人にかかわりをもつという見方もできる．日本ではしばしば自然災害が起こる．現代では人為的な災害も起こりうる．文明の恩恵が突然途絶えてしまったとき，私たちは食物や水の不足，寒さ，暑さ，風雨などといった，厳しい環境に直面する．このような場面で最も役立つのが，登山の知識や技術である（図1）．登山にとって必要な行動体力や防衛体力もまた，災害時には直接的に役立つ．登山とは大自然の中で，自分の生命維持に基盤をおいて運動や生活をするものだからである．

　このような視点に立って，本書の趣旨である疲労と，それに対する適応という概念を当てはめてみると，2つの視点で登山を捉えることができる．

1．登山と疲労と健康

　登山は，通常のスポーツと比べて著しく運動時間が長い．しかし運動強度はそれほど高くないので，中高年や子どもでも楽しめる．平地でのウォーキング（早歩き）と比べると，荷物を背負って坂道を上り下りする分だけ強度がやや高く，活動時間は非常に長い有酸素性運動と位置づけられる．したがって，自分の体力レベルに応じた登山をすれば，健康への効果は大きい．登山は昔の人

5. 登山と疲労

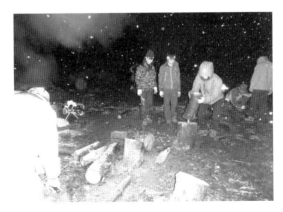

図1　高校山岳部でのビバーク（緊急露営）訓練の様子（大西浩氏撮影）
登山とは大自然の中で，限られた装備と食料で運動や生活をする行為である．そのための知識，技術，体力は，自然災害などの際にも役立つ．

の労働に似ていると述べたが，登山の励行により，昔の人のような健康を取り戻せるとも予想できる．

　かつてハーバード大学医学部のA.リーフ教授は，医療が発達したにもかかわらず，有病者が減らないことを憂慮して，世界の長寿村を訪ね歩き，『世界の長寿村』を著した（Leaf, 1976）．それによると，長寿村の共通点として，1,000～2,000 m台の高所にあること，毎日長時間の労働をしていること，摂食量が少ないこと，という3条件をあげている．これは登山の条件とよく似ていることがわかる．

　図2は，中高年の登山者256名に対して，登山を始めてから健康にどのような影響があったかを調査した結果である（山本，2004）．7割の人が健康によいことがあったと答えている．病気の改善，健康の保持・増進，体力の向上，といった身体面の改善や，精神面への好影響など，多様な効果があげられている．自然の中で長時間，マイペースで行う運動が，適度な疲労をもたらし，その超回復として健康や体力が改善すると説明できるだろう．

　ちなみに，現代の登山者に登山をする理由を尋ねてみると，①健康，②自然，③友人を求めて，という回答が多い．これらはいずれも現代では失われつつあるもので，登山がそれを回復させてくれるという見方ができる．

　一方で図2をみると，約1割の人では健康に負の影響があったと答えてい

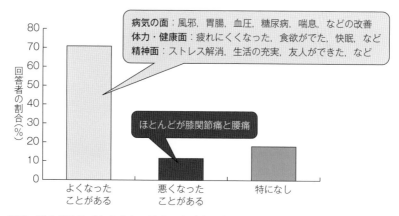

図2 登山を始めてから心身の健康でよくなったこと・悪くなったこと(山本,2004)
約7割の人が,何らかの意味で健康によいことがあったと答えている.

る.その多くは膝関節痛と腰痛である.適度な登山は健康によい効果をもたらすが,一部では無理な登山をしている人もいることがわかる.

2. 登山と疲労と事故

登山と聞くと,事故を想起する人も多い.実際に,毎年多くの事故が起こっている.登山者の絶対数が多いことにもよるが,特に中高年の事故が多い.

図3は,代表的な山岳県である長野県での事故状況である.最も多いのは転ぶ事故で,登山道の下りで多く起こっている.この要因として,脚筋力,バランス能力,敏捷性など,筋骨格系の体力の不足がかかわっている.次には病気によるもの(特に心臓疾患)が多い.この事故は上りで多いが,要因としては心肺系の体力不足が関係している.その他,低体温症や熱中症が続いているが,これらには基礎体力の不足がかかわっている.

このような事故は,登山という非日常的な運動を,①登山に慣れていない身体で行って負荷をかけすぎること,②登山中に疲労を防止するための適切な行動適応を行っていないことにより,身体機能が低下して起こる.つまり広義の疲労の影響によって起こる場合が多い.

転ぶ事故については前述のように,中高年が下り道で起こすケースが非常に多い.この要因としては,下り歩行では脚筋が伸張性収縮を繰り返し行うこと,

5. 登山と疲労

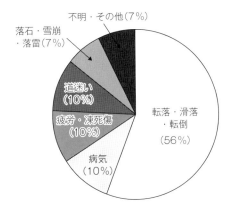

図3 長野県の登山事故の状況(長野県警の1998～2014年までの資料より作図)
筋力や心肺の持久力など，体力不足が要因となって起こる事故が増加している．

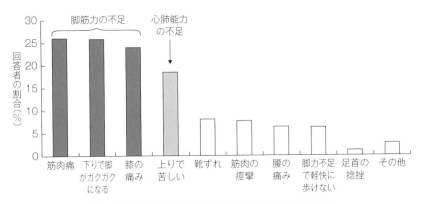

図4 中高年登山者の身体トラブル状況(山本ら，2000)
上位3位までは脚筋力の不足により，4位は心肺能力の不足により起こりやすいトラブルである．

着地時に脚筋に強い衝撃力が繰り返しかかること，という2つの要因により筋力が低下することが引き金になる．中高年の場合，脚筋力やバランス能力が加齢により低下することも，筋を疲労させやすくしている．さらには，下りにかかる以前の，上りの場面での疲労の影響も考えられる．

図4は，日本百名山を目指す7,000人あまりの中高年登山者に，登山をしたときによく起こるトラブルについて尋ねた結果である（山本ら，2000）．「筋肉痛」「下りで脚がガクガクになる」「膝の痛み」の3つが最も多いが，これら

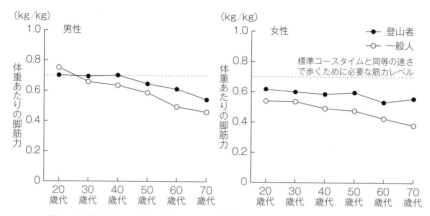

図5 年代別にみた登山者と一般人の脚筋力(宮﨑ら（2015）より引用改変)
男性では40歳代以降，女性ではすべての年代で，登山者は一般人よりも脚筋力に優れている．
ただし，安全な登山をするうえで必要な水準からみると，不足している人も多い．

は脚筋力の弱い人が，山道の下りで起こしやすいトラブルである．図3で，中高年登山者には転ぶ事故が多く，その主要因が脚筋力の不足にあると述べたが，図4の状況とまさに対応していることが読み取れる．

　図5は，登山を愛好している各年代の男女の脚筋力を測定し，一般人と比較したものである（宮﨑ら，2015）．登山者は同年代の一般人よりも優れていることがわかる．これは登山の励行が筋力の改善をもたらすこと，つまり健康に対する好影響を示唆している．

　一方で，登山を安全に遂行するうえで望ましい体力水準として，標準コースタイムどおりに歩くために求められる筋力水準（破線）と比べると，足りない人も多い．そしてこの乖離の度合は，加齢にともない著しくなる．標準コースタイムとは，登山の初心者でも無理なく歩けることを念頭に置いて，コースごとに経験的に決められている所要時間である．この時間を守れなくても登山はできるが，大きな山で必要以上の時間をかけて歩くことは，潜在的な危険性を増すことにつながる．

　以上をまとめると，登山をすることで，運動をしていない同年代の人よりも体力は増進する．しかし，それだけでは登山にとって十分な体力は身につかない．この点が認識されておらず，体力不相応の山に出かけてしまうことが，過度の疲労や，ひいては事故を起こす要因となっている．

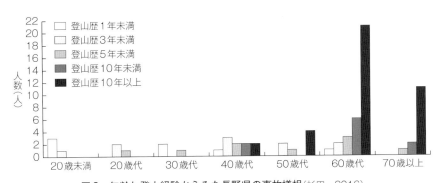

図6 年齢と登山経験からみた長野県の事故様相(杉田, 2016)
2014年の夏に長野県内で遭難救助された83名のうち, 92％にあたる76名の回答. 登山経験が10年以上の中高年（60～70歳代）による事故が突出して多い.

　図6は, 長野県の夏山登山で遭難した人に年齢と登山経験とを尋ね, その関係を整理した結果である（杉田, 2016）. 60歳代以上の遭難者が多いことは以前から知られてきたが, 登山経験との関係をみると, 驚くべきことに10年以上の経験者による事故が圧倒的に多い. 登山経験は豊富でも, 加齢による体力低下の影響を認識できず, 結果的に体力不相応の登山をし, 事故につながっていることがうかがえる.

文　献

Leaf A 著, 香川靖雄ほか訳（1976）世界の長寿村 – 百歳の医学 –. 女子栄養大学出版部.
宮﨑喜美乃ほか（2015）年齢・性別との関連から見た一般登山者の脚筋力と脚パワーの特性. 登山医学, 35：120-126.
杉田浩康（2016）現代登山者に向けた安全登山のすすめ – 3つのグレーディング –. 登山研修, 31：93-100.
山本正嘉ほか（2000）全国規模での中高年登山者の実態調査. 登山医学, 20：65-73.
山本正嘉（2004）登山と健康, pp33-42. 梅棹忠夫ほか編, 山の世界. 岩波書店.

［山本正嘉］

2章5. 登山と疲労

(2) 安全・快適・健康的な登山をするために

図1は，登山中に起こりうる疲労の種類を分類したものである（山本，2016）．大自然の中で長時間の運動や生活をすることから，疲労を引き起こす要因は通常のスポーツよりも多様となる．これらの疲労を防ぐには，それぞれの疲労に応じて異なる対策が必要である．また，2つの側面を考える必要がある．山を歩いているときには，疲労の要因を排除するための行動適応が求められる．日常生活では，基礎体力を改善するためのトレーニングが必要となる．

1．山での行動適応

たとえば，上りで息が苦しくなる人の場合，ゆっくり上るようにすれば問題は解決する．その人の最高心拍数の75％前後，主観的運動強度は11（楽）〜12（きつさを感じる手前）が適度である．下りでは，心肺にかかる負荷は上りよりも小さくなる．しかしその一方で，脚の筋にはより大きな力学的な負荷が衝撃的にかかる．これに対しては，歩幅を狭くする，ストックを使うなどの配慮をする．

エネルギーの補給が不足すれば，筋の疲労だけでなく，脳神経系の疲労も起こる．低体温症にもかかりやすくなる．これらの問題に対しては，行動中に必要十分なエネルギーを補給する，という行動適応で対処する．図2のa式は，登山中のエネルギー消費量を求める方程式である（山本，2012）．b式は，軽装で標準コースタイムどおりに歩く場合に限って成り立つ簡易な式である．行動中には，これらの式で求めたエネルギー消費量の7〜8割を補給することで疲労を予防できる．

水分補給が不足すると，運動能力の低下，熱中症，心拍数の上昇，血液の粘性の増加，むくみなど，さまざまな障害をもたらす．登山界では昔から，水を飲まないほうがよいという指導がなされてきたので，啓発が必要である．登山中の脱水量も，図2の式から推定できる．この式で求まる値の単位はkcalだが，これをmLに読み換えれば，おおよその脱水量を推定できる．行動中には，こ

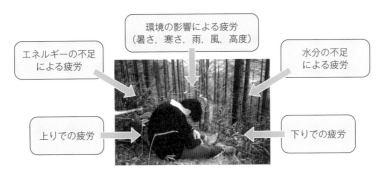

図1 登山中に起こりうるさまざまな疲労(山本, 2016)
登山で疲労を起こす要因は多様である．その予防対策や，疲労した場合の対処法は，疲労の種類に応じて異なることに注意が必要である．

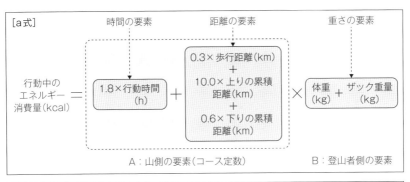

図2 行動中のエネルギー消費量の推定式(山本, 2012)
a式は，荷物が重い場合や，歩行速度が標準コースタイムから外れる場合でも適用できる汎用式．b式は，軽装で標準コースタイムどおりに歩く場合の簡易式．なお，これらの式から算出される値はコース条件がよいときのものであり，悪条件（悪路，積雪，強い向かい風など）になると，その程度に応じてエネルギー消費量は増大する．

の式で計算した量の7〜8割を補給するとよい．

　暑さ，寒さ，高度（低酸素）といった環境に対する適応不全は疲労を引き起こし，放置すれば熱中症，低体温症，急性高山病などの発症にもつながる．これらについても，山に行ってからの行動適応と，日常でのトレーニングによる対策とが考えられるが，詳細については参考文献に譲る（山本，2016）．

2．日常での体力トレーニング

　山での行動適応だけではなく，日常生活の中で基礎体力を高めるトレーニングをしておくことも重要である．たとえば上りで心肺が苦しくなる人の場合，ゆっくり歩けば当面は問題を回避できる．しかし，標準コースタイムで歩くことのできない人が大きな山に出かけたとすれば，緊急時の対応能力を欠くことになるので，潜在的な危険は増大する．

　一般的な登山ガイドブックに表示された標準コースタイムで上る場合，①ハイキングでは約6メッツ，②一般的な登山では約7メッツ，③バリエーション登山（雪山，岩山，沢登り，藪漕ぎなど）では約8メッツの強度で運動することになる．①はウォーキングとジョギングの繰り返し，②はジョギング，③はランニングの強度に匹敵する．

　中高年登山者に尋ねると，登山のトレーニングとして，普段は平地でウォーキングをしている人が多い．しかしその強度は約4～5メッツ程度にしかならないので，登山に必要な体力は十分身につかない．登山に役立たせるためには，坂道や階段を取り入れた歩行を行うなどの工夫が必要となる．

　アメリカスポーツ医学会とアメリカ心臓協会では，6メッツの運動までならば安全性は高いが，7メッツの運動になると心臓突然死を起こす危険性が著しく増加するとしている．現代の日本では，60歳代以上の登山者の心臓疾患による事故が多いが，このような背景があると考えられる．

　下りでの疲労（脚がガクガクになる，膝関節痛など）の対策としては，脚や体幹の筋力強化が必要となる．普段からスクワットや上体起こしなど，自重負荷による筋力トレーニングをしたり，坂道や階段で下りを意識した歩行を行う．近くの低山で下り歩行のトレーニングをすれば，さらに効果的である．

　日常での持久力・筋力トレーニングの励行によって，エネルギー不足，水分不足，環境（暑さ，寒さ，低酸素）に対する防衛体力も身につくことが期待できる．

3．登山自体による体力トレーニング

　登山をすること自体が，持久力や筋力の改善も兼ねた，よい総合的トレーニングになる．一定の頻度で登山を励行することは，日常での体力トレーニングと並んで，あるいはそれ以上に重要である．2週間に1回くらいの頻度で，比

5. 登山と疲労

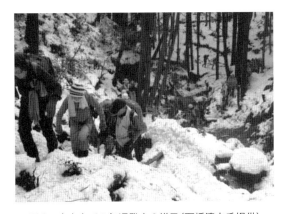

図3　金立山での毎週登山の様子(石橋清志氏提供)
荒天時を除き，雨の日，雪の日，真夏でも毎週登山を欠かすことがない．この登山を励行することで，体力や健康の改善を実感する人は多い．

較的ハードな登山をしている人では，日常生活で特に運動をしていなくても山で疲労しにくい．一般的な登山を目的とする人であれば，60歳代の中盤くらいまでは，疲労のしやすさと年齢，性別，登山経験との間にほとんど関係はなく，登山頻度が最も強く影響する．

市民マラソンの場合にも同じことがあてはまる．歩かずに完走したり，膝の痛みや筋肉痛を予防するには，事前のトレーニングで一定以上の「月間走行距離」を確保しておくことが重要であり，それに比べれば年齢や性別の影響は小さい．登山に置き換えると，一定の「月間登下降距離」を確保しておくことが重要になる．

1つの興味深い例として，佐賀県の金立山(502 m)で行われている毎週登山を紹介する(図3)．季節や天候によらず毎週1回，60～70歳代の男女が100名あまり集まって3～4時間程度の登山を行う．1回あたりの登下降量はおおよそ±500 mで，1カ月あたりでは±2,000 m程度となる．この登山をしている人は，日本アルプスの縦走やヒマラヤでのトレッキングなどをしても，支障なく歩けるようになるという．体力や心身の健康が改善したという人も多い．「ちりも積もれば山となる」という諺のように，低山での登山を高頻度で行えば，心身をよりよい方向に変えるうえで大きな可能性があることがわかる．

図4は，金立山で毎週登山をしている人(B)と，1カ月に1回程度の登

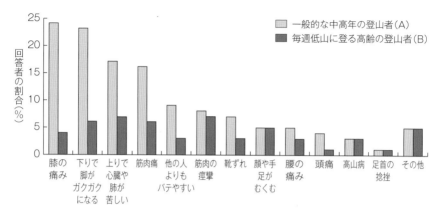

図4 登山頻度との関連でみた登山中のトラブル発生状況(山本,未発表資料)
Aは平均年齢が56歳の,Bは69歳の男女の登山者.Bのほうが10歳以上も年齢が高いのに,トラブル発生率は非常に低い.

をしている人(A)とで,山での身体トラブルの発生状況を比べたものである.前者のほうが10歳以上も年齢が高いのに,トラブルの発生率は著しく低い.「膝の痛み」「下りで脚がガクガクになる」「上りで心臓や肺が苦しい」「筋肉痛」「他の人よりもバテやすい」という項目では特に差が顕著である.これらのトラブルは脚力不足や心肺能力の不足によって起こり,山での事故にもつながる.低山での登山の励行は,登山事故を防止するための体力改善にもつながるといえる.

4. よりよく生きるための知恵を授けてくれる登山

本項では登山を,人間が自然の中でたくましく生き,かつ積極的に活動する行為という視点でみてきた.これに,本書全体のテーマである疲労とそれにともなう適応という概念を重ねてみると,心地よい疲労をもたらすような,体力に見合った登山は健康につながるが,その人の能力を超えて過度な疲労を起こさせるような,体力に不相応な登山は故障や事故につながるといえる.

健康のためにウォーキングなどの有酸素性運動を励行しようといわれて久しいが,それでも運動をしない人は多い.このような人をどうやって運動に誘導するか,ということが大きな課題となっている.登山者はいわば,これとは正反対の人種である.どんなに年齢が上がっても,また持病をもっていても,登

り続けたいと強く願う人が多い．ただし現状では，身体の仕組みに関する知識が不十分で，事故を起こす人も少なくない．

　現代の日本の登山人口は800万人程度と推計され，すでに代表的な国民スポーツの一角を占めている．2016年からは8月11日が山の日に制定された．今後は，登山を「国民的な健康スポーツ」にする仕組みを作っていくことが必要である．金立山での毎週登山のように，適切な運動の強度，量，頻度を設定して行えば，体力や健康の保持・増進に大きな効果が期待できる．

　登山の場合，安全，快適，健康的，という3つの状態は相互に関連し合っている．安全に歩くことは快適さや健康につながり，健康を意識して歩くことは安全や快適さにつながる．この3つを意識した登山をすることで，自分の身体をよく理解できるようになり，よりよい方向に導くことにもつながる．

　前述のように，登山は他のスポーツに比べて，年齢や性別に対して平等性が高い．またゆっくり歩くことが基本なので，運動の苦手な人にも楽しめる．登山は誰にでも取り組め，人間が人間らしく，また力強く生きるための知恵を授けてくれる，優れた生涯スポーツの1つといってもよいだろう．

文　献

山本正嘉（2008）登山はエアロビクスの最高峰－健康増進の観点からみた登山の意義と今後の課題－．登山医学，28：17-21．
山本正嘉（2011）ハイキング・登山，pp106-117．坂本静男編著，メタボリックシンドロームに効果的な運動・スポーツ．ナップ．
山本正嘉（2012）登山時のエネルギー・水分補給に関する「現実的」な指針の作成．登山医学，32：36-44．
山本正嘉（2016）「行きたい山」と「行ける山」の体力度を数値化してマッチングさせる試み，pp196-203．ヤマケイ登山総合研究所編，登山白書2016．山と渓谷社．
山本正嘉（2016）登山の運動生理学とトレーニング学．東京新聞．

［山本正嘉］

2章6. 疲労と回復

(1) 短時間の休養による回復

1. 間欠的運動中のエネルギー代謝

　運動を継続して行うと，その強度を維持できなくなる．しかし，運動の間に休息を挟むことにより，その強度の運動をより長く行うことができる．その機序について考えてみる．図1は，最大酸素摂取量の170％の強度の20秒間の運動を疲労困憊（ここでの疲労困憊は，規定の自転車エルゴメータのペダルの回転数（90回/分）を下回り85回/分となったときと定義）まで行ったときの運動中の酸素摂取量および酸素借，さらにEPOC（excess post-exercise oxygen consumption，運動間の休息中の過剰酸素摂取量）を示したものである．この強度で運動を続けると約50秒前後で疲労困憊に至る．しかし，図1のように10秒間の休息を入れることにより6～7セット（つまり120秒から140秒未満），同じ強度の運動を行うことができるようになる．つまり，総運動時間が継続して行うより休息を入れることにより，2～3倍長くなるということである．

　この理由は，運動中に消費されたATPを再合成するために用いられ，運動時に一時的に低下したクレアチンリン酸が，休息中にEPOCで定量化される有酸素性エネルギー供給機構から供給されるATPにより再合成され，さらに次の運動を行うことができるようになったからであると考えられる．運動後のEPOCは一般には，クレアチンリン酸の再合成と，運動中に筋グリコーゲンの分解により生成された乳酸を再度グリコーゲンに再合成するための酸素摂取量を含むが，このような高い強度の運動の場合，運動間の休息時には，その貢献度は低いと考えられる．

　このような機序から，休息時間を入れることにより，スポーツ競技中に行われるような運動強度と同等，あるいはより高い強度で長く運動を行うことにより，スポーツ競技の練習のみでは経験できない運動強度でより長く運動を行うことにより，トレーニング効果が得られると考えられる．

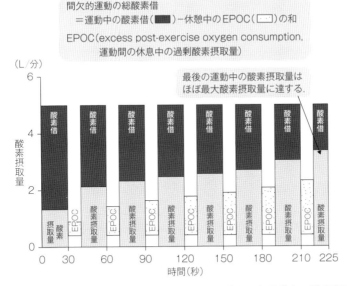

図1 最大酸素摂取量の170％強度の自転車エルゴメータ運動中の酸素摂取量，EPOC，酸素借

2．高強度・短時間・間欠的運動トレーニングの効果

　実際に，このような強度の運動で休息を挟み運動時間が長くなることにより，酸素摂取量は運動セットを重ねるごとに増加し，最後のセットの酸素摂取量は最大酸素摂取量に達することが示されている（Tabataら，1997）．この強度の運動では，継続して行うと酸素摂取量は最大酸素摂取量に達しない．トレーニング効果は，その機能に最大の負荷をかけた場合に最大となると考えると，この運動をトレーニングとして行うと，有酸素性エネルギー供給機構に最大の負荷をかける（有酸素性エネルギー供給機構に対するトレーニングとしての負荷は最大酸素摂取量に対する割合と考えると，この運動中の酸素摂取量が最大酸素摂取量と差がないということは，トレーニング負荷としては最大となることから）ことになる．

　実際に，図2のようにこの運動を用いてトレーニングを行うと，最大酸素摂取量が大きく増加する（Tabataら，1996）．これは，休息を入れることにより酸素摂取量が十分に「立ち上がる」時間を確保したことにより，この「無酸

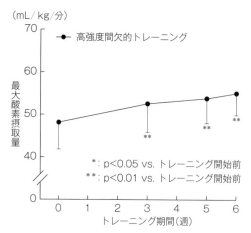

図2 最大酸素摂取量の170％の強度の20秒の運動を10秒間の休息を挟み6〜7セットで疲労困憊に至る運動でトレーニングを行った場合の最大酸素摂取量の変化
(Tabataら，1996)

素性運動」とみられがちな高強度・短時間・間欠的運動を用いたトレーニングが究極の有酸素性トレーニングとなったのである．

　一方，この強度の運動では，継続して行っても酸素借は最大酸素摂取量に達しない．最大酸素借とは，各個人の無酸素性エネルギー供給量の最大値である．したがって，この強度の運動を継続的に行って疲労困憊に至っても，無酸素性エネルギー供給機構に最大の負荷を与えることができず，この運動をトレーニングとして行ったとしても無酸素性エネルギー供給機構の能力を最大に向上させることは期待できない．しかし，同じ強度の運動でも休息を挟んで行うと，この運動の総酸素借（運動中の酸素借の総和から，休憩中のEPOCの総和を減じた値）は，最大酸素借に達することが明らかとなった．トレーニング効果は，その機能に最大の負荷をかけた場合に最大となると考えると，この運動をトレーニングとして行うと，無酸素性エネルギー供給機構に最大の負荷をかける（無酸素性エネルギー供給機構に対するトレーニングとしての負荷は最大酸素借に対する割合と考えると，この運動中の総酸素借が最大酸素借と差がないということは，トレーニング負荷としては最大となることから）ことになる．

　実際に，図3のようにこの運動を用いてトレーニングを行うと，最大酸素借が大きく増加する（Tabataら，1996）．これは，休息を入れることにより無

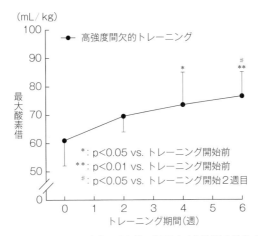

図3 最大酸素摂取量の170％の強度の20秒の運動を10秒間の休息を挟み6〜7セットで疲労困憊に至る運動でトレーニングを行った場合の最大酸素借の変化
(Tabataら，1996)

酸素性エネルギー供給量が最大に達するまで運動を行うことができるようになったため，この高強度・短時間・間欠的運動を用いたトレーニングが究極の無酸素性トレーニングである．

ヒトの2つのエネルギー供給機構の両方に最大の負荷をかけ，その結果，それらの両方のエネルギー供給機構の機能を最大に改善するこのトレーニング方法は，ほとんどすべてのスポーツの競技力向上に貢献すると期待されている．

文　献

Tabata I, et al.（1996）Effects of moderate-intensity endurance and high-intensity intermittent training on anaerobic capacity and $\dot{V}O_2$max. Med Sci Sports Exerc, 28: 1327–1330.

Tabata I, et al.（1997）Metabolic profile of high intensity intermittent exercises. Med Sci Sports Exerc, 29: 390–395.

[田畑　泉]

2章6. 疲労と回復
(2) 睡眠による回復

　私たちは1日の約1/4〜1/3を睡眠に費やすが，この睡眠は疲労の回復に重要な役割を果たす．良質な睡眠の確保は，上質なパフォーマンスの発揮，さらには心身の健康の保持増進につながる．ここでは，疲労の回復過程としての睡眠について，その基礎的知見や運動とのかかわりについて解説するとともに，現代病とも呼ばれる「不眠」や競技スポーツで問題となることも多い「時差ぼけ」への対処法について紹介する．

1．睡眠−覚醒リズムと睡眠周期

　地球の自転周期と合致して，ヒトの睡眠−覚醒リズムも約24時間に保たれており，これを「概日リズム」と呼ぶ．睡眠の時間帯と深さは，各時間における覚醒方向への圧力と睡眠方向への圧力のバランスで決まるが，その背後には2つの機構が存在するとされている．1つは，前述した時刻依存性の睡眠−覚醒の概日リズム機構であり，もう1つは，先行覚醒時間が長いほど睡眠圧が高まり，睡眠を長くとるほど睡眠圧が解消されるという，時刻非依存性の睡眠恒常性機構である（図1）．

　一度眠りに落ちると，今度はノンレム睡眠とレム睡眠と呼ばれる質的に異なる状態が約90分の周期で交互に出現する．ノンレム睡眠は，脳波により特徴づけられる眠りの深さに対応して，さらに3つの段階（段階N1〜N3）に分けられる．最も深い睡眠段階であるN3は徐波睡眠とも呼ばれ，高振幅徐波化した脳波が観察される．レム睡眠においては，覚醒や浅睡眠時と似た低振幅速波の脳波が観察されるとともに，急速眼球運動（rapid eye movement：REM）や（眼球運動を制御する筋以外の）全身の筋肉の弛緩がみられる．一晩の眠りの前半では徐波睡眠が，後半ではレム睡眠が優勢に出現する（図1）．これは，徐波睡眠が先行覚醒時間（あるいは覚醒時の蓄積疲労）に対する代償機構として存在する一方で，レム睡眠が概日リズムの支配下にあることと深く関連している．

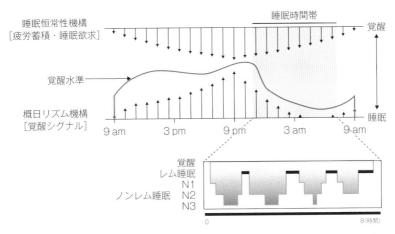

図1　睡眠－覚醒調節機構と睡眠経過の概念図(Kilduffら（1999）より引用改変)

　睡眠－覚醒リズムは，自律神経系，代謝系，内分泌系，免疫系，体温調節系など，さまざまな生理機能とかかわり合いながら，私たちの日々の身体・精神活動の基盤を成す基本的生命現象である．ノンレム睡眠，レム睡眠のどちらが欠けても，ヒトの心身の健康の保持・増進は実現しない．進化の過程で獲得された睡眠は，総体として生命機能の維持に重要な役割を果たしている．

2．身体運動と睡眠

　日中の身体運動が夜間睡眠に及ぼす主な影響としては，睡眠潜時の短縮，徐波睡眠の増加，レム睡眠の減少，総睡眠時間の延長があげられる（Uchidaら，2012）．すなわち，運動により生じた疲労を回復させるために，より長くより深い睡眠が生理的に生じる．ただし，こうした影響の大きさは，年齢や性別，運動の強度や時間帯，持続時間などに左右されることにも注意が必要である．より一般的には，習慣的・継続的に適度な運動を行うことにより，睡眠の質が安定して向上することが知られている．質の高い睡眠を確保するという観点からも，日常の生活にうまく運動を取り入れることが推奨される．
　睡眠が翌日の運動パフォーマンスに影響を及ぼすことも知られている．睡眠不足が運動パフォーマンスに及ぼす負の影響は数多く記述されているが，睡眠延長が運動パフォーマンスを向上させるという興味深い報告も出てきている．

たとえば，Mah ら（2011）は大学生のバスケットボール選手に対して5～7週間にわたり，毎日少なくとも10時間の睡眠をとらせた．その結果，短距離走のタイムやフリースローおよびスリーポイントシュートの成功率が向上するとともに，単純反応時間や主観的な眠気，気分，競技中の心身の状態が改善したことを報告している．このことは，十分な睡眠時間の確保が運動競技者のトップパフォーマンスを引き出し得ることを示唆している．

3．睡眠中に回復がはかどる理由

　睡眠により疲労が回復する理由としては，成長ホルモンの分泌があげられる．成長ホルモンは，「睡眠に依存」して分泌される．眠らないと分泌が抑制・分散され，その効果が発揮されない．成長ホルモンは徐波睡眠時に集中してパルス状に分泌され，最大のピークは寝入りばな睡眠第一周期の徐波睡眠時に特徴的に出現する（図2）．睡眠時間帯が普段よりずれると，その分泌量は減少し，メリハリのない分泌パターンを示すようになる．そのため，一定の睡眠-覚醒リズムを保つこと，深い睡眠を確保することが疲労回復の鍵である．運動すると深い睡眠が増えるが，これは成長ホルモンの分泌により，組織の修復・回復が積極的になされていると考えられる．子どもは徐波睡眠の出現量が豊富だが，これは身体の成長を促すためのものであり，「寝る子は育つ」ということわざの生理学的根拠である．

　また，睡眠中は，自律神経系の活動が副交感神経優位になることも，睡眠中に疲労が回復する理由の1つである．こうした仕組みによって，日中の活動で生じた疲労（肉体疲労と精神疲労の双方）が睡眠により回復されると考えられる．

4．不眠への対処法：睡眠薬の使用の是非

　睡眠が重要であることはわかっていても，眠れない状況を経験することは多い．特に，心理的・環境的要因が不眠をもたらすケースは多く，そのような場合にどのように対処するかは重要である．第一選択は非薬物療法である．できるだけ不眠につながる心理的・環境的要因を排除し，スムーズに眠りを誘う状態・環境を準備する．日頃から，平日・休日問わず規則的な就床・起床時刻を保つこと，夕方以降のカフェイン摂取や就寝前のアルコール摂取を避けること，

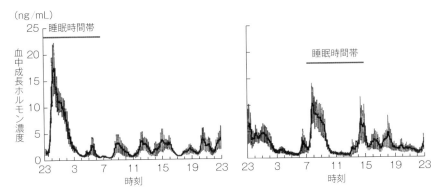

図2　成長ホルモンの分泌パターン(Weibelら，1997より引用改変)

習慣的に運動すること，また過度な昼寝を避けるとともに夜間眠れないときに過剰に眠ろうと努めすぎないことなど，適切な睡眠衛生の知識をもち，実践することが重要である．

また，朝は積極的に日光を浴び，就寝前は電子機器の使用（主に青色光曝露）を極力控え，生体リズムと環境のサイクルを同調させることも重要である（詳しくは次節参照）．生体リズムが乱れている場合には，専門機関で光療法（高照度の人工照明を一定時刻に短時間照射する治療法）を受けることもできる．適切な睡眠衛生の知識に基づいた認知行動療法（刺激制限法や睡眠制限療法など）で不眠症状が改善されない場合，専門の医師に相談のうえ，薬物療法が検討される．

5．時差ぼけの解消法

時差ぼけとは，海外旅行のように複数のタイムゾーンを急速に移動する際に生じる一時的な生理的不適応状態のことである．時差ぼけ状態では，不眠症状や睡眠の質の低下，胃腸障害，頭重感，強い眠気や疲労感が生じるとともに，認知機能や運動パフォーマンスも低下することが知られている．近年では，睡眠不足の蓄積により，平日と週末とで睡眠時間帯に乖離が生じることに起因する，心身の不調や疲労感をともなう「社会的時差ぼけ」現象も注目されている．時差ぼけが生じる原因やその解消法を科学的に理解しておくことが重要である．

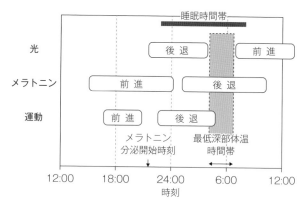

図3 光,メラトニン,運動に対する体内時計の位相反応特性
(Waterhouseら(2007)より引用改変)

時差ぼけが生じる原因として,生体リズム(体内時計)と環境サイクル(自然時計)の同調関係が乱れること(「外的脱同調」),および体内時計の主時計に支配される生体内の各種リズムの同調関係が乱れること(「内的脱同調」)があげられる.時差ぼけを解消するためには,生体リズムと環境サイクルを同調させることが重要である.通常,1つのタイムゾーン間の移動にともなう時差の調整には1日を要するとされており,移動前から計画的に対策することが望ましい.東方向への移動の前には睡眠位相を前進させておくこと(早寝早起き),西方向への移動の前には睡眠位相を後退させておくこと(夜更かし朝寝坊)で順応が早くなる.

ヒトの体内時計は24時間よりも若干長い周期をもっているため,生体リズムの位相を後退させるほうが容易であるという特徴がある.そのため,時差ぼけは,西方向への移動のほうが東方向への移動よりも生じにくく,解消しやすい.実際に,メジャーリーグの過去の試合データの分析により,西方向に移動して試合をしたチームのほうが,東方向に移動して試合をしたチームより,勝率やプレーヤーの成績がよいことも報告されている(Songら,2017).

実践的には,体内時計の高照度光や睡眠誘発ホルモンであるメラトニンに対する位相反応特性を利用して生体リズムの位相を調節することが可能である(図3).ヒトの体内時計は,体内時計が朝の時間帯に高照度光を浴びると位相が前進し,夜の時間帯では位相が後退するという位相反応特性をもつ.逆に,

メラトニンについては，体内時計が朝の時間帯に服用すると位相が後退し，夜の時間帯では位相が前進する．身体運動の位相反応特性も明らかになりつつある．旅先では，体内時計と自然時計の関係性（位相のずれ）を考慮のうえ，光，メラトニン，運動などの位相反応特性を上手く利用し，体内時計の位相を外界の位相に同調させていくことが推奨される．最後に，時差ぼけの解消には，日常的な身体運動で身体を鍛えておくことも，（睡眠恒常性機構を鍛えるという意味で）有効であることを付しておく．

文献

Kilduff TS, et al.（1999）Circadian regulation of sleep, pp135-145. In: Chokroverty S, ed., Sleep Disorders Medicine: Basic Science, Technical Considerations, and Clinical Aspects 2nd ed. Butterworth-Henieman.

Mah CD, et al.（2011）The effects of sleep extension on the athletic performance of collegiate basketball players. Sleep, 34: 943-950.

Song A, et al.（2017）How jet lag impairs Major League Baseball performance. Proc Natl Acad Sci USA, 114: 1407-1412.

Uchida S, et al.（2012）Exercise effects on sleep physiology. Front Neurol, 3: 48.

Waterhouse J, et al.（2007）Jet lag: trends and coping strategies. Lancet, 369: 1117-1129.

Weibel L, et al.（1997）Growth hormone secretion in night workers. Chronobiol Int, 14: 49-60.

［岸　哲史］

2章6. 疲労と回復

（3）栄養摂取による回復

1. 高糖質食

エネルギーに変換される主な基質は糖質と脂質であり，運動強度によって双方の利用割合は異なる（図1，Romijnら，1993）．運動強度が低いと体内の脂肪が利用される．強度が高くなるほど糖質が使われ，最大酸素摂取量の65％では，半数が糖質でそのほとんどが筋グリコーゲンである．さらに強度が高くなると，筋グリコーゲンが主なエネルギー源となる．

脂質は皮下や腹腔内などにかなり貯蔵されていて，体重60 kgで体脂肪率15％の人では約9 kgが脂肪である．しかし，糖質の貯蔵量は少なく，血液や体液に10～20 g，肝臓に70～110 g，筋には250 gほどしかない．マラソンのトップ選手のように中・高強度で長時間運動をすると，筋グリコーゲンは消耗し疲労困憊してしまう．もし食事で糖質が十分補給されないと，運動によって枯渇したグリコーゲンの回復は遅れ，疲労回復も遅れる．また，糖質は脳や神経，赤血球の栄養にもなっている．肝臓のグリコーゲンも消費されて血液への糖の供給がなくなり血糖値が低下すると，注意力が散漫になり集中力が続かなくなる．

食事内容の違いによっても筋グリコーゲン回復は違ってくる．高糖質食では翌日には回復しているが，低糖質食では十分に回復できず，日を追うごとにグリコーゲン蓄積量は減少してしまう．国際オリンピック委員会は，中・高強度の持久性運動なら1日に体重1 kgあたり7 g以上の糖質摂取を推奨している．たとえば，体重60 kgなら糖質は420 g以上となる．糖の主な供給源は穀類で，白米（めし）100 gあたりの糖質（利用可能炭水化物）含有量は38 gである（七訂日本食品成分表2015）．男性用茶碗（200 g＝おにぎり2個分）なら5杯で糖質380 gを摂取できる．さらに，牛乳・乳製品500 gと果物（バナナ1本とみかん1個）200 gを加えると，糖質は合計約450 gとなる．表1は食品構成表である．たとえば，3,000 kcal（12,552 kJ）の食事として各食品群から表に掲載した程度摂取すると，炭水化物（糖質＋食物繊維）は約460 gとなり，ユ

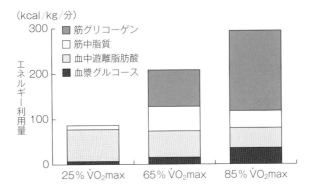

図1 運動強度の違いによって利用されるエネルギー源は異なる(Romijnら, 1993)

表1 食品構成表

	重量(g)	エネルギー(kcal)	タンパク質(g)	脂質(g)	炭水化物(g)	鉄(mg)	ビタミンB_1(mg)
穀類	430	1,488	22.1	2.5	328.0	1.2	0.41
肉類	100	207	15.8	14.9	0.5	0.8	0.28
魚介類	80	122	15.4	5.4	1.8	0.8	0.07
卵類	100	152	12.8	10.1	0.3	1.8	0.06
豆類	100	124	9.1	7.0	10.4	1.4	0.06
乳類	500	375	19.5	19.5	31.0	0.5	0.20
いも類	80	56	1.0	0.2	13.4	0.3	0.04
緑黄色野菜	150	44	2.1	0.3	9.5	0.8	0.06
その他の野菜	230	48	1.8	0.2	11.0	0.5	0.07
海藻類	10	3	0.3	0.0	0.8	0.2	0.01
きのこ類	15	3	0.4	0.0	1.0	0.1	0.02
果実類	200	122	1.0	0.4	31.6	0.4	0.08
砂糖類	20	75	0.0	0.0	19.4	0.0	0.00
油脂類	25	219	0.0	24.0	0.0	0.0	0.00
調味料	40	45	1.7	2.1	4.6	0.4	0.02
計		3,083	110.3	86.6	463.3	9.2	1.36
エネルギー比			15%	25%	60%		

「日本食品成分表2010」を用いて計算した.
また,たとえば肉であっても,種類(豚肉,鶏肉,牛肉)や部位によって値は変わる.

ネルギーに占める割合が60%の高糖質食になる.

　筋グリコーゲン回復を早めるには,糖質摂取のタイミングも重要である.運動終了後2時間以内での筋グリコーゲンの回復度合いをみてみると,運動終了直後に糖質を摂取すると筋グリコーゲンの回復は早まる(Ivyら,1988).1

日に何試合もある場合は，1つの試合が終了したら速やかに糖質を摂取することが疲労回復につながる．また，ショ糖（砂糖）やブドウ糖といったGI値（グリセミックインデックス：食後の血糖上昇の度合い）の高い物のほうが吸収が早いため，筋グリコーゲン回復量は大きくなる．

　試合前3日間を高糖質食にするグリコーゲンローディングには，筋グリコーゲン貯蔵量を増やす効果があり，高強度の持久性種目や運動時間が90分以上の競技では有効である．しかし，グリコーゲンは貯蔵する際に水もともなうため，体重が増加するという短所もある．練習時に試してみて，個人に合った方法をみつけることが必要である．

2．ビタミンB_1

　ビタミンB_1が不足しても疲労を招くことになる．ビタミンB_1は糖代謝に関与していて，ピルビン酸からアセチルCoAへの変換に必須の栄養素である．その必要量はエネルギー量に比例していて，エネルギー消費量が多いほどビタミンB_1の必要量は増す．水様性ビタミンであるB_1は体内に貯めておくことができず，一度に多量に摂取しても過剰分は排泄されてしまう．また，熱に弱いため，調理での損失量は少なくない．

　ビタミンB_1の含有量の多い食品は豚肉や鶏卵，糠などである．米では精製過程で取り除かれてしまうので，精白米よりも玄米や胚芽米のほうが含有量は多い．ビタミンB_1の強化米も市販されていて，精白米に混ぜて炊くだけで簡単に補給できる．また，「肉体疲労時に」「滋養強壮」とうたっているビタミン剤やドリンク剤では，ビタミンB_1が主成分となっている．しかし，栄養ドリンク剤の中には漢方薬などドーピング禁止物質が含まれている商品もあるため，「うっかりドーピング」にならないように成分を確認する必要がある．

3．貧血予防

　貧血になっても疲労感は増す．貧血は女子選手や持久性競技選手に多くみられる．顔色が青白かったり，息切れがして通常の練習についていけなくなったり，倦怠感があったり，爪が反り返って（スプーン爪）いたら，鉄欠乏性貧血の可能性がある．貧血かどうかは血液検査で診断できるが，一般的な項目だけでなく，フェリチン濃度や血清鉄，総鉄結合能なども併せて検査すると，潜在

的鉄欠乏の段階でスクリーニングできる．

　鉄やタンパク質を十分にとることが，貧血改善や予防につながる．たとえば，毎食赤身の魚や貝あるいは肉の主菜と，鉄の吸収率を高めるビタミンCが豊富な新鮮な野菜の副菜をいっしょに食べる．鉄を強化した牛乳を取り入れたりする．その他に，ビタミンB_6，B_{12}，葉酸なども貧血に関係している．ビタミンB_{12}は，主に動物性食品に含まれていることから，菜食主義者は不足しないように注意する．また，タンパク質がエネルギー産生にできるだけ回らないように，糖質や脂質を不足なく摂取してエネルギーを確保することも重要である．

　即効性が期待できる鉄注射は，鉄過剰を引き起こし健康への害が指摘されていて，安易に用いないように日本陸上連盟は注意喚起している．

4．水分補給とナトリウム補給

　マラソンや駅伝の試合で，極度に疲労した状態でゴールする選手を目にすることがある．この原因は低血糖，高・低体温症とさまざまであるが，脱水や水中毒であることも多い．近年，熱中症予防のため運動中の水分補給の重要性が叫ばれてきた．大量に発汗した際，その分水分を補給しなければならない．しかし，ナトリウムの摂取が追いつかずに，血中のナトリウム濃度が低下し，水中毒（低ナトリウム血症）になるケースもみられる．重篤な場合は死亡することもある．ランニング学会では，「のどの渇き」に応じて水を飲むように推奨している（伊藤ら，2010）．また，長時間運動や発汗量が多い場合には，塩分も補給する．飲料の塩分濃度は0.1〜0.2％が適していて（ナトリウムとしては100g中40〜80mg），糖質も3〜8％程度入っているとエネルギー補給になる．

文　献

伊藤静夫ほか（2010）マラソンレース中の適切な水分補給について．ランニング学研究．22：1-12．

Ivy JL, et al.（1988）Muscle glycogen synthesis after exercise: effect of time of carbohydrate ingestion. J Appl Physiol, 64: 1480-1485.

Romijn JA, et al.（1993）Regulation of endogenous fat and carbohydrate metabolism in relation to exercise intensity and duration. Am J Physiol, 265: E380-E391.

［甲田道子］

2章6．疲労と回復

（4）筋への刺激による回復：①ストレッチング

1．ストレッチングが疲労回復の手段として考えられる理由

　ストレッチングには，関節可動域の増大，骨格筋の緊張の緩和，血液循環の促進による疲労物質の除去などの生理学的効果があるといわれている．

　関節可動域の増大は，ストレッチングによる筋線維，筋腱移行部，コラーゲン線維を中心とした結合組織の伸張性の増大がその要因である．

　骨格筋の緊張の緩和は，筋と腱の移行部にあるゴルジ腱器官が伸張されることによってその情報がⅠb感覚ニューロンに伝達され，脊髄の中の1つ以上の抑制介在ニューロンを介してα運動ニューロンを抑制することが要因である（図1）（このとき拮抗筋のα運動ニューロンは刺激されて興奮する）．

　血液循環に関しては，ストレッチングにより，血管断面積および血流量が増大することが報告されている．また，静脈，特に直径1mm以上の四肢の静脈には，所々に二尖弁が備わっているため，血液は心臓に向かってのみ流れ逆流が防がれている．二尖弁によるポンプシステムはストレッチングによって筋が圧迫されることによって作動するので，局所の循環血液量が増加すると考えられる．

2．ストレッチングを行うのに理解しておきたい2つの反射（図2）

　筋の中には筋紡錘という受容器があり，これは筋が急激に強く引き伸ばされるとその変化を感知して，その情報がⅠa感覚ニューロンに伝達され脊髄に伝わる．シナプスを介してα運動ニューロンが興奮して反射的にその筋を縮める．これを伸張反射という．

　一方ある筋が緊張しているときに，それと反対の働きをする拮抗筋はリラックスするように神経が調整をする．これを相反神経支配という．

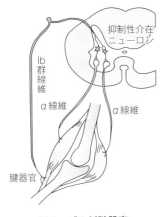
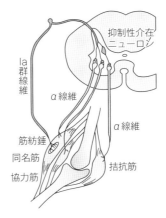

図1　ゴルジ腱器官　　　　　図2　伸張反射と相反神経支配

3．基本的なストレッチングの方法

1）スタティックストレッチング（図3）

反動や弾みをつけずに，筋をゆっくり伸ばしていき，その伸展した状態を維持するという静的なストレッチングである．姿勢維持時間は7秒～20秒程度とする．ただ単に伸ばしたい筋をストレッチするだけではなく，拮抗筋を緩めながらストレッチングを行うと，より効果的である．

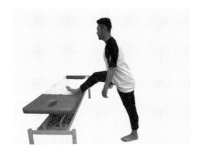

図3　ハムストリングスのスタティックストレッチング

このストレッチングの特徴としては，はずみや反動をつけないで行うために伸張反射が起きにくいことがあげられる．この点からすれば，スタティックストレッチングは最も安全に伸張運動を行い，柔軟性の改善効果が得られるストレッチングである．その他の特徴としては方法が簡便であること，ひとりで実施できること，全身にわたり実施するにはある程度の時間が必要であること，単一の方向のみの伸展に留まりやすいこと，などがあげられる．

2）徒手抵抗ストレッチング（図4）

このストレッチングはパートナーと組んで行われ，受動動作（リラックス）と能動動作（力発揮）を数回繰り返して行う．受動的なストレッチングを促す

ために，まず主動筋（伸張される筋）の随意的な筋活動を行う．この筋収縮により，筋や腱にある感覚受容器が刺激され，続く受動的なストレッチングでの弛緩作用を高めるのである．

特徴としては，大きなストレッチング効果（可動域の拡大）が短時間で得られること，単一関節または複合関節にも適応できること，徒手抵抗ストレッチングに習熟したパートナーが必要であること，などがあげられる．

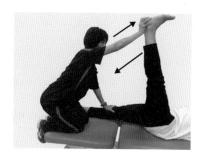

図4　ハムストリングスの徒手抵抗ストレッチング

3）ダイナミックストレッチング（図5）

拮抗筋が最大収縮しているときに，主動筋に最大弛緩が起こるという相反神経支配を利用したストレッチングである．ダイナミックな動作により，伸ばそうとする筋の拮抗筋を繰り返し収縮させ，最後にスタティックにホールドする．

特徴としては，大きなストレッチング効果が得られることがあげられる．その一方で，効果的に行うには実践者が伸張運動を明確に理解している必要があること，正確な動作が必要であること，不適切な方法では伸張反射を引き起こしやすいことなどがあげられる．

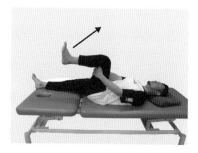

図5　ハムストリングスのダイナミックストレッチング

4）バリスティックストレッチング（図6）

反動や弾みをつけて行うストレッチングで，ブラジル体操とも呼ばれている．一般に同じ動作を8～12回繰り返す．

このストレッチングの特徴としては，

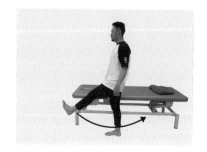

図6　ハムストリングスのバリスティックストレッチング

それぞれの競技種目の動作に合わせたストレッチングが行いやすいこと，パフォーマンスの向上に向けて伸張反射を有効に引き出せること，生理的反応を起こすには時間が短いこと，急激な伸張により筋線維の微細損傷や痛みが起こる可能性があること，などが特徴としてあげられる．

4．ストレッチングの使い分け

　疲労回復を目的としたストレッチングでは，トレーニングによる筋の緊張を緩和し，運動によって生じた疲労物質を除去し，短縮した筋をトレーニング前の状態に戻すことが重要である．したがって，伸張反射を誘発するストレッチングよりも伸張反射が起きにくいスタティックストレッチングのほうが適している．ただし，関節可動域や筋柔軟性の改善がスタティックストレッチングでは期待できない場合には，徒手抵抗ストレッチングやダイナミックストレッチングを用いる．

　ストレッチングを行うときには，呼吸は止めず，伸張されている筋を意識すること，可能であれば筋の走行や起始・停止を理解して行うことが大切である．また，ストレッチング前には筋温を高めておいたほうがさらに効果的といわれているので，疲労回復のためのストレッチングという視点からは入浴後が望ましい．また，1セットで終わらせるのではなく，2〜3セット行うほうが筋の十分な伸張ができる．

文　献

伊藤マモル（2006）もっと伸びる！ストレッチング．pp18-32，山海堂．
小柳好生ほか（2011）疲労回復を目的とした方法と実際．pp178-184．日本体育協会指導者育成専門委員会アスレティックトレーナー部会監修，公認アスレティックトレーナー専門科目テキスト．予防とコンディショニング．文光堂．
栗田　聡ほか（2015）疲れた体がよみがえるリセット7秒ストレッチ．pp12-23，高橋書店．
大地陸男（1992）生理学テキスト．pp73-81，文光堂．

［高嶋直美］

2章6. 疲労と回復

(4) 筋への刺激による回復：②マッサージ

1．マッサージが疲労回復の手段として有効と考えられる理由

　マッサージは，皮膚に直接パウダーやオイルなどの滑剤を用いて末梢から中心に向かって施術する．血液，リンパ液の心臓への還流は，静脈管やリンパ管の弁の作用と，筋の運動による静脈管の圧迫により，求心性に流れる．マッサージはこの心臓への還流を促すために行うものであるため，求心性に施術する．マッサージには以下の生理的作用がある．

①皮膚に対する作用：知覚受容器を刺激して，反射的に皮膚の血管を拡張させることにより血流量が増加し，新陳代謝が促進される．

②筋に対する作用：他動的に筋を動かしたりして刺激を与えることにより，筋中の老廃物や代謝物質を除去し，血液，リンパ液の循環を促進させ筋の収縮を促す．

③神経に対する作用：軽擦法などの弱い刺激の手技では運動神経の興奮を強める．また圧迫法などの強い刺激の手技は知覚神経を抑制する．

2．マッサージを行うときに注意すべき点

　マッサージを受けるときには空腹時や食後直後は避け，食後は最低でも60分以上は経過してから受けることが望ましい．マッサージの施術者も受ける側もリラックスできるように，それぞれの体位には十分注意を払う．

　感染症，悪性腫瘍，出血性疾患，動脈瘤などの疾患のある場合，創傷や裂傷，骨折や脱臼の初期，関節の腫脹や炎症などがある場合や，医師の診断が確定していない場合にはマッサージは行わない．または，患部を避けて行う．

　マッサージの時間は，患者の疲労の程度，年齢や体質，全身か局所かによっても異なる．一般的には全身マッサージであれば30〜60分程度，局所マッサージであれば5〜20分程度，セルフマッサージであれば5〜10分程度といわれている．頻度は1日1回，多くても週に2〜3日が適当である．マッサージの時間が長すぎたり，刺激の度合いが強すぎたりすると，いわゆる「揉み返し」といっ

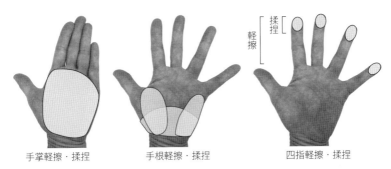

図1 マッサージ手技別の手の使用部位

て施術の終了後や翌日に違和感や局所の張り，痛み，全身のだるさが生じることがある．

3．基本的なマッサージの方法

疲労回復を目的としたマッサージでは，主に軽擦法や揉捏法の手技を中心に行う．はじめに軽擦法でマッサージをする部位の筋の状態を確認するとともに，皮膚や筋に軽い刺激を与え徐々に刺激を強くしていき，刺激量になれさせていく．次いで，揉捏法や必要に応じて他の手技を加えて筋肉の疲労回復を図る．そして最後に軽擦法を行い，筋の状態を再チェックする．

マッサージの基本手技には軽擦法，揉捏法，強擦法，叩打法，振戦法，圧迫法があるが，ここでは特に筋疲労回復に効果的な手技について述べる．

また，マッサージを行う際に使う手の部位によっても分類される（図1）．手のどの部位を使用するかはマッサージを行う対象部位の大きさや広さに合わせて適宜選択する．

1）軽擦法

術者の手を患者の皮膚にぴったり当てて，関節から関節まで，筋の起始部から停止部までの筋の走行に沿って身体の末梢から心臓に向かって求心性に繰り返し

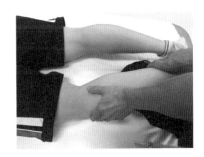

図2 軽擦法：手掌軽擦

なで、さする手技である。基本的にはマッサージの最初と最後に行う。筋に約5～6kgの圧力をかけながら、対象とする筋をイメージしながら行うことが重要である。

①手のひら全面を使用して前腕、上腕や大腿部など筋の大きい部位に用いる手掌軽擦（図2）、②手根部を使用して大腿部、殿部、腰部などの筋肉が大きく厚い部位に用いる手根軽擦、③母指以外の四指を使用して、下腿部、頚部や上腕部など筋肉のあまり大きくない部位に用いる四指軽擦などの方法がある。

2）揉捏法

軽擦法とともにマッサージの中心となる手技である。筋を十分弛緩させて、これを施術者の手で握り、圧を加えて輪状か楕円状に揺らしながら揉み進めていく（図3）。場合により筋の経路と直角の方向に動かして揉むこともある。筋中の血液を絞り出すような要領で、通常筋線維に対して平行に行う。

3）叩打法

施術者の手のいろいろな部分で筋をリズミカルに叩く手技である。血行を促進させる作用がある。叩くスピードは1秒間に2～5回である。

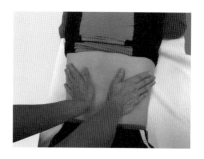

図3　揉捏法

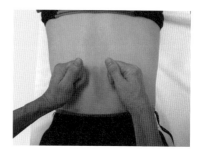

図4　叩打法：手拳叩打法

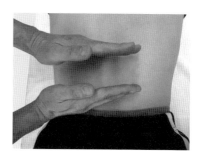

図5　叩打法：切打法

①軽く拳を作り、小指付近でリズミカルに叩く手拳叩打法（図4）、②両手を交互に動かし手刀でものを切るように叩く切打法（図5）、③指をそろえて伸ばして手掌をお椀状に少しくぼませてその手掌面全体で左右交互にパンパンという音をたてながら叩く拍打法（図6）、などがある。

4）振戦法

　上肢や下肢の先端を持ち脱力させたうえで細かく振り動かし，組織に振動刺激を与える手技である．神経，筋系の機能亢進と興奮性を高める方向に働く．その他，リズミカルな刺激により反射的に血管を拡張し，振動作用により静脈血の還流を促進させる．

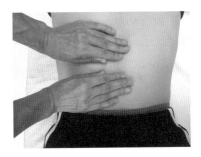

図6　叩打法：拍打法

　①対象となる部位を引っ張りながら細かくリズミカルに振るわす牽引振戦法，②手掌を体表面に当て，一定の圧を加えたまま振るわす手掌振戦法がある．

5）圧迫法

　母指や手掌などで局所を垂直に圧迫する方法（図7）で，神経の興奮を鎮静させる効果がある．①1カ所を3～5秒間持続させて押す持続圧迫法，②1秒間隔にリズミカルに押す間欠的圧迫法がある．間欠的圧迫法は，圧迫と弛緩が繰り返されるので，血液やリンパ液の流れが促進される．

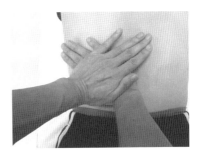

図7　圧迫法

文献

増田雄一（2011）疲労回復を目的とした方法と実際．pp254-258．日本体育協会指導者育成専門委員会アスレティックトレーナー部会監修．公認アスレティックトレーナー専門科目テキスト．予防とコンディショニング．文光堂．
溝口秀雪編（2006）スポーツマッサージ．pp10-32．文光堂．
東洋療法学校協会編（1985）あん摩マッサージ指圧理論．pp1-15．医道の日本社．

［高嶋直美］

2章6．疲労と回復

（4）筋への刺激による回復：③電気刺激

最近ではさまざまな電気刺激治療機器が普及しているが，大まかに分けると低周波，マイクロカレント，EMS，高周波，超音波治療がある．低周波系の電気刺激としてはTENS（transcutaneous electrical nerve stimulation），干渉波，ハイボルトがあげられ，刺激の到達の深さは，TENS，干渉波，ハイボルトの順に深くなる（図1）．

1．TENS（図2A）

TENSの効果としては，筋の収縮や弛緩を自動的に起こし，血液やリンパの循環を促進することがあげられるため，筋の疲労回復効果もあるといわれている．

特に周波数30〜80 Hzは，筋の運動周波数といわれているので，筋ポンプ作用が期待でき，筋緊張や筋拘縮の軽減に利用される．出力は気持ちのよい程度で，パルス幅は50〜100 μ sec，通電時間は10〜20分が望ましい．

周波数1〜30 Hzでは，脳内よりエンドルフィンの分泌が徐々に促進されて鎮痛作用を発揮する．効果の発現は比較的遅いことが多いが，効果の持続性がある．慢性期に効果的である．交感神経の興奮を抑制する作用もある．つまりリラックスしたいときに用いることができる．

周波数130〜200 Hzでは，主にゲートコントロール機構により，鎮痛作用が現れる．この作用の特徴は即効性があるので，急性期に効果的である．また，交感神経を興奮させる作用もあるため，筋緊張が高くなってしまうので注意が必要である．

2．干渉波（図2B，図3）

干渉波は中周波の組み合わせで皮膚抵抗を減弱しつつ低周波を作り出す．干渉波はハイボルトに比べ深達性はない．表層部の筋や広範囲の筋を緩めたいとき，筋疲労を残したくないときに使用する．

通電時間は10〜20分程度が望ましい．

6. 疲労と回復

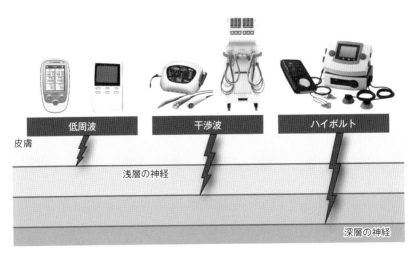

図1 低周波系の電気刺激の到達の深さ
周波数・電圧を変化させることで対象とする組織の深度を変え，低周波による治療効果を狙う．

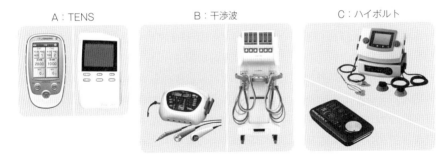

図2 さまざまな電気刺激治療機器

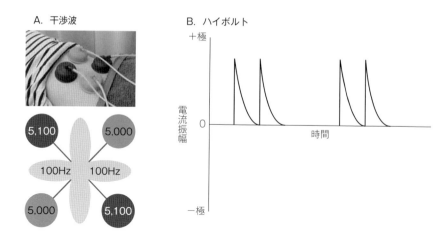

図3　干渉波とハイボルトのイメージ
干渉波（A）は，中周波の組み合わせで皮膚抵抗を減弱しつつ低周波を作り出す．
ハイボルト（B）は，瞬間的に高電圧をかけて皮膚抵抗を減弱する．

3．ハイボルト（図2C）

　電気治療は，皮膚の抵抗を受けるため，深部までの刺激は困難であったが，ハイボルトは瞬間的に高電圧をかけて皮膚抵抗を大きく下げることができるため，深部組織まで刺激が到達可能である．細胞膜電位を利用して，損傷部への細胞遊走を促すものである．そのため，深層部まで刺激が到達する．タンパク質合成の増加の効果もある．出力を上げ，ストレッチを加えればさらに深部組織までアプローチできるので，深部の筋肉の緊張の改善に効果が期待できる．

　通電時間は5～10分程度が望ましい．

4．マイクロカレント療法（図2D）

　MENS（microcurrent electrical neuromuscular stimulation，マイクロカレント療法）は，mA（ミリアンペア，1,000分の1アンペア）の1,000分の1のμA（マイクロアンペア，百万分の1アンペア）のごく微弱な電流を治療に用いる．損傷した筋の回復促進を目的に利用されることが多い．このような小さな電流は，人間の知覚閾値よりはりかに低いため，ほとんど電流の刺激を感じることがない．

　人体には，損傷した細胞を治す損傷電流が流れている（図4）．損傷電流は

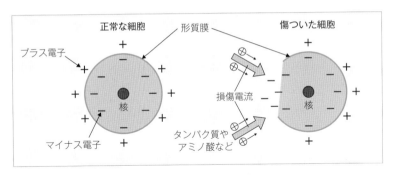

図4 人体に流れる電流

炎症系サイトカイン，発痛物質の減少，とエンドルフィンの放出の効果があり，人間がもっている自然治癒力（自己治癒力）に関係があるといわれている．MENSは，その損傷電流と同等の電流を外部から通電することで，無痛・無感で傷害を受けた組織の再生を促進（組織修復）させることができる．

ATPの生成，タンパク質の合成を促進して，組織の修復を早めるためには，出力・周波数を小さく，パルス幅を大きくする（具体的には，出力 $10〜200 \mu A$，周波数 $0.3〜1.0\,Hz$，パルス幅 $100\,msec$ 以上）．通電時間は5〜10分とする．

筋の緊張を和らげるためには周波数を $80\,Hz$ にして使用する．通電時間は3〜10分とする．

通電頻度は毎日1回，または2日に1回とし，治療期間は10日以上1カ月半くらいと考えればよい．また，完全に効果が出た後も，念のためにさらに5〜10回は治療を続けたほうがよいとされている．

5．EMS（図2E）

EMS（electrical muscle stimulation）は，骨格筋，運動神経に中周波電気刺激を与えて，筋を収縮・弛緩する治療である．関節に負担をかけずに筋へ刺激ができるのが特徴である．

運動神経を刺激し，機能低下している筋の神経伝達を促進して主動筋の筋出力を高める効果がある．一方で，機能亢進している筋の筋緊張を抑制するので，筋を緩める効果もある．乳酸の除去としても有効なので，疲労を早期に回復する効果もある．

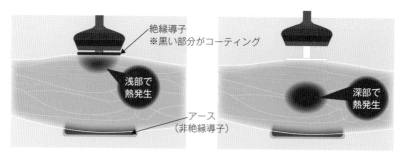

図5　組織深度に応じた高周波治療効果

　1回の治療時間は15～30分とし，1日1回，または2日に1回行う．10日間を1クールとして，普通は合計4～8クール行う．
　EMSを行った直後の筋は，多少温度が上昇して熱をもっている．その熱を早く放散すればリラックスした気分になり，筋の疲労回復を促進する．そのためのクールダウンの方法として，MENSの通電が有効である．EMSを実施した部位の筋に，刺激終了後ただちに5分間通電するだけで十分な効果が期待できる．

6．高周波（図2F）

　高周波治療は高周波電流を生体内に流すことで，細胞が振動し分子同士の摩擦熱（ジュール熱）を発生することによって深部加温が可能となる治療である．組織深度に応じた温熱による局所循環改善，組織柔軟性の向上に役立つ（図5）．温熱作用と非温熱作用がある．温熱作用を用いたほうが，疲労回復を目的とした場合には効果的である．
　温熱作用の効果としては，①微小血管の拡張，②神経伝達速度の上昇，③痛覚閾値の上昇，④筋力の変化，⑤酵素活性の促進，⑥軟部組織の伸展性の増加などがあげられる．
　通電時間は5～10分程度とする．

7．超音波（図6）

　超音波の温熱での使用は，超音波が生体組織に照射されるときに生じる熱を利用する．断続的に超音波を発生させて，1秒間に100～300万回の振動で高

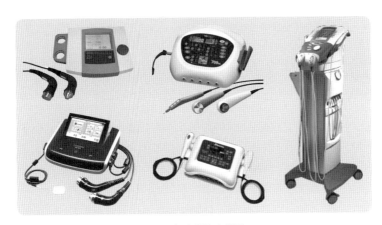

図6　超音波治療機器

速度のマイクロマッサージを行う．生理作用としては，温熱作用による血行の促進で血管拡張効果，マイクロマッサージと温熱効果で筋緊張緩和効果，細胞膜の透過性増大と温熱作用による新陳代謝の促進の治癒促進効果，軟部組織伸展性増大効果，があげられる．

　軟部組織の短縮に対して用いる場合には，運転サイクルを100％にする．緩めたい筋が皮下3 cm 程度の浅部であれば3 MHz，0.5 W/cm^2 以上，皮下5 cm 以上の深部であれば1 MHz，1.5〜2.0 W/cm^2 を選択する．いずれの場合も通電時間は5〜10分程度とする．

文　献

森永俊博（1998）マイクロカレント療法．pp4-13，電子と医学社．
森永俊博（1998）筋力増強マニュアル．pp2-9，電子と医学社．
森永俊博（1998）TENS臨床マニュアル．pp3-8，電子と医学社．

［髙嶋直美］

2章7. 障害者の運動参加と疲労

(1) 障害者の運動参加の可能性

　身体に障害があっても道具やルールを工夫すれば，障害がある人の多くが運動・スポーツを楽しむことができる．これは adapted physical activity，adapted sports の理念である．パラリンピックの認知度が高まったことは，実際にさまざまな障害を有する人々が多くのスポーツに参加できることを世の中に広めることに貢献したといえる．本項では，さまざまな障害の特徴と運動参加，および運動参加に必要な配慮についてまとめて説明する．

1．パラリンピック種目にみる障害者の運動参加の可能性

　パラリンピックは，今日まさに adapted sports の中でも最も高いパフォーマンスを競う場となった．いうまでもなく，パラリンピックアスリートは何らかの障害を有している．障害特性は個人によってさまざま大きく異なるため，できるだけ障害の程度が似通った者同士が競うようにしないと，競技の公平性が成立しない．そのため，パラリンピックにはクラス分けというオリンピックにはない特有の制度が存在する．これは競技の公平性を担保するための制度であり，障害に応じたクラスを定めて，できるだけ障害の種類や重症度が近い選手同士で競うことができるようにするための必須の措置ともいえる．つまり，クラス分けなくして競技としてのパラリンピックは成り立たないといえる．しかし同時に，クラス分けをとことん進めて細分化すると，競技に参加する選手の数が少なくなり，そもそもの競技性が失われるというジレンマがある．この点はパラリンピックを競技として成り立たせるためには永遠についてまわる課題であり，クラス分けが本質的に重要な理由でもある．

　上記を踏まえ，パラリンピックの陸上競技に出場する選手の障害とクラス分けの例をみてみよう（表1）．

　陸上競技は，視覚障害，知的障害，運動機能障害の3障害のクラスからなる．視覚障害・知的障害は，運動機能には問題がない場合がほとんどであるが，視覚障害の場合は伴走者が付くことに特徴がある．視覚障害者マラソンを例に

表1 パラリンピック陸上競技のクラス分け

障害の種類	運動機能障害の種類	クラス数	クラス
視覚障害	―	3	T11〜13
知的障害	―	1	T20
運動機能障害	脳性麻痺(車椅子)	4	T31〜34
運動機能障害	脳性麻痺(立位)	4	T35〜38
運動機能障害	低身長症	2	T40〜41
運動機能障害	切断・機能障害(立位)	6	T42〜47
運動機能障害	頚椎損傷・脊髄損傷・切断・機能障害(車椅子)	4	T51〜54

とってみると,伴走者が一緒に走ることで安全が確保され,競技としても成立する.しかし伴走者が1名の場合は,伴走者の走力が少なくとも選手同等以上ないと完走することができないため,選手のパフォーマンスを決定する1つの制限因子となり得る.そのため,途中で伴走者が交代することもある.運動機能障害は,立位可能か車椅子使用かで大きく分かれる.同じ立位種目であっても義足使用などの切断,切断部位,などでクラスが細かく分かれており,運動機能障害全体では20の異なるクラスが設定されている.

近年,パラリンピックの認知度が高まるとともに,高性能義足に代表されるテクノロジー利用の是非が大きな問題となりつつある.パラリンピックアスリートの記録がオリンピックの記録を上回ることが予想されるようになり,パラリンピックアスリートがオリンピックに参加することの可否が議論されるようになってきた.この問題は今後,パラリンピック,オリンピックのあり方にかかわる本質的な課題となることも予想される.

2. 障害者にとっての運動の意義

パラリンピックを代表とする身体障害者のスポーツ競技会が社会に広く認知され,ますます盛んになる一方で,障害を有する人々にとっては,健康管理や体力維持を目的とした身体運動がよりいっそう重要であることは自明である.これは医療技術の進歩に伴って,障害者の寿命が大幅に延長してきたことと無縁ではない.すなわち,障害者の高齢化が進むにともない,種々の二次的障害やいわゆる生活習慣病の多発が新たなしかも重大な問題として顕在化し,ここに至って,それらを防ぐ意味での身体運動の必要性が高まってきたのである.多くの身体障害者は積極的に運動しない限り,極端な運動不足(麻痺部位の不

2章 理論と実際

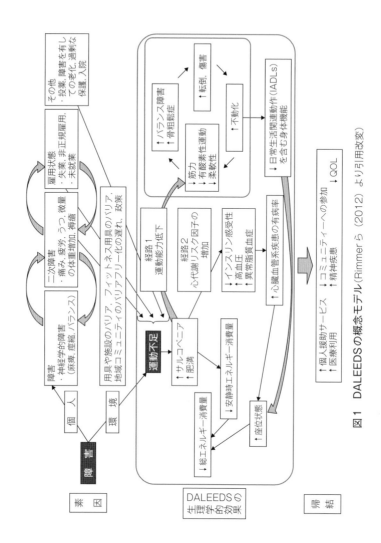

図1 DALEEDSの概念モデル（Rimmerら（2012）より引用改変）

動化，不使用）に陥り，それによって種々の重篤な二次的障害や生活習慣病を招く危険性が増大する．

　Rimmerら（2012）は障害があるためにエネルギー消費量が低下し，その結果として諸種身体の不調が生じることを，disability-associated low energy expenditure deconditioning syndrome（DALEEDS）と定義した（図1）．慢性的な運動不足がもたらす種々の悪影響は，ベッドレスト（長期臥床）やギプス

212

による不動化を用いた研究で明らかにされてきた．麻痺による四肢の不使用は，その部位ばかりか全身の状態に影響を及ぼす．したがって，身体に障害がある人にとって，健康・体力の保持増進を目的とした身体運動の必要性は健常者以上に高いといえる．事実，身体の一部に障害があると，日常の身体活動量や基礎代謝の低下があり，健常者に比べて，冠動脈疾患や耐糖能異常を起こしやすい（佐久間, 2005）．このようにみてくると，身体の一部に障害がある人々にとっては，適度な身体運動量の確保が生理学的に不可欠なことがわかる．

3．Adapted Physical Activity，Adapted Sports

身体に障害がある人々の運動やスポーツのことを，かつては障害者体育，障害者スポーツなどと呼んでいた．しかし近年では，身体的な障害の有無ではなく，高齢者や妊婦など実施に際して特別な配慮を必要とする人々が対象となる身体運動やスポーツを総称してadapted physical activity（APA）やadapted sports（AS）と呼ぶようになってきた．ここでいう特別な配慮とは，実施者の身体的特性に合わせた（adapted）道具やルールの変更のことである．たとえば，車椅子バスケットボールで使用するコートやゴールの規格は健常者のバスケットボールと同一であるが，車椅子使用にあわせた独特のルールを設けている．第一に車椅子バスケットボールにはダブルドリブルのルールが適用されない．また，トラベリングは車椅子の車輪を3回以上押すことである．これらはすべて車椅子使用者に合わせた特別なルールといえる．このように用具やルールを参加者の特性に合わせることで，スポーツや健康・体力の増進を目的とした運動への参加を容易にしようというのがASやAPAの理念である．高齢者人口が急激に増加しつつある今日，ASやAPAの領域はさらに大きく広がることが予想される．

文　献

Rimmer JH, et al.（2012）Effects of disability-associated low energy expenditure deconditioning syndrome. Exerc Sport Sci Rev, 40: 22-29.
佐久間肇（2005）障害者における生活習慣病の実態．Journal of Clinical Rehabilitation, 14：792-797.

［中澤公孝・中島みづき］

2章7. 障害者の運動参加と疲労

(2) 障害別にみた運動参加の実際

ここからは代表的な障害と運動について，それぞれまとめて説明する．

1．パーキンソン病

パーキンソン病は進行性の神経疾患であり，脳内の神経伝達物質であるドーパミンの減少が原因とされている．ドーパミンは大脳基底核の一部である黒質に多く存在する神経伝達物質であり，ドーパミン細胞によって生成される．このドーパミンの減少は大脳基底核内のドーパミン細胞の減少に起因すると考えられている．ドーパミンの低下は，安静時振戦，筋の固縮，姿勢・歩行障害，運動速度の低下など，いわゆるパーキンソン病の主症状をもたらす．

パーキンソン病の症状には大きな個人差があるため，運動を処方する際には個人の特徴に応じた運動プログラムの作成がとりわけ重要となる．特に，バランスや歩行能力のチェックは転倒リスクに直結するため不可欠である．そして，これらのチェックは比較的短い期間で繰り返しなされるべきである．それはパーキンソン病が進行性の疾患であり，症状の進行に応じて運動プログラムも変更する必要があるためである．体力テストは，一般的な有酸素性運動能，筋力，柔軟性に加えて，姿勢や歩行などのテストを加えてもよい．

運動プログラムの内容，特に運動の種類は前記したように個人の症状に応じて柔軟に選択すべきである．たとえば有酸素性運動は，バランス能力に問題がある場合，トレッドミルを用いるよりはリカンベント型サイクルエルゴメータや座位での腕エルゴメータのほうが安全である．水中運動も転倒の危険性を回避しつつ，適度な負荷を与えることができること，筋緊張の緩和の効果があることなどから，パーキンソン病には適切な運動といえる．

次にパーキンソン病は認知機能の低下をともなうことがあり，運動の教示が理解できないなどの支障が生じる場合があることにも注意する必要がある．インストラクターの指示が理解できないことは，運動プログラムを安全に遂行できないことにつながる恐れがある．認知機能の低下も進行性であるので，運動

プログラムの遂行に支障をきたすレベルであるか否かは注意深く観察する必要がある．パーキンソン病のもう1つの特徴として，薬剤の効果を知っておく必要がある．多くのパーキンソン病患者が薬を服用しており，それによって，「on」状態と「off」状態と表現されるほどの劇的な状態の変化が生じる．いわゆる「off」状態では通常の運動遂行は不可能である．パーキンソン病患者に運動を処方する際には，薬剤の使用状況とその効果についても知っておく必要がある．

2．脳血管障害

脳血管障害（cerebrovascular accident：CVA）とは，脳梗塞や脳出血，くも膜下出血など，脳の血管に起因する障害の総称である．特に，脳虚血や脳出血など急激に症状が現れる病態を脳卒中と呼ぶ．後遺症として，片側の上下肢麻痺（片麻痺）とともに痴呆や失語，性格の変化なども生じやすい．片麻痺には痙性麻痺と弛緩性麻痺の両タイプがある．一般に痙性片麻痺では上肢屈曲，下肢伸展の肢位が発現する．片麻痺者は麻痺側下肢の体重支持が低下するため，バランスを崩しやすい．スポーツ場面などでの上肢動作時には姿勢の安定化を図ることが困難である場合が多いので注意を要する．

下肢の機能が比較的良好な場合，トレッドミルや自転車エルゴメータを用いた有酸素性作業能テストが適用可能である．それらが困難な場合には，片側上肢エルゴメータを用いることもある．

片麻痺者の場合，高血圧を合併していることや脳血流調節の障害をともなうことが多いので，血圧のコントロールには厳重な注意が必要である．**表1**にアメリカスポーツ医学会（American College of Sports Medicine：ACSM）が推奨する脳卒中経験者が自己管理の基に運動する際のガイドラインの例を示した．効果的なエクササイズを行うためには運動を指導する側だけではなく，実践者側もエクササイズの重要性や安全管理に関して十分理解する必要がある．

片麻痺者のための有酸素性トレーニングには通常の自転車エルゴメータや背もたれ付の自転車エルゴメータ（リカンベント式），トレッドミル歩行などがある．筋力トレーニングは近年ではさまざまな機器が開発されている．一般的にトレーニング効果を得るためにはオーバーロードの原則に従い，ある程度の負荷をかける必要がある．片麻痺者の場合にはかなり筋力レベルが低いことも多く，その場合，軽い負荷でも十分な改善が認められる．

表1 脳卒中経験者が自己管理の基に運動する際のガイドラインの例

くれぐれもご自身が快適と感じられる強さの範囲で運動をしてください．運動中に以下に示すようなからだの兆候が現れたら運動するのをやめましょう．

- 以下の兆候が含まれます：
  - ふらふるする感じまたはめまい
  - 胸部圧迫感，胸部痛，締め付け（狭心症）
  - 動悸あるいは不整脈
  - 活動量が増加したわけではないのに突然呼吸が速くなったとき
  - 運動後数日間続くような関節や筋肉の不快感やこわばり

※以上の症状のどれかを覚えた場合は主治医に連絡しましょう

- 以下に該当する場合，担当のインストラクター（111-1111）に連絡してください．
  - 薬が変わった場合
  - 健康上次のような変化があった場合：
    血圧の上昇あるいは変化，安静時心拍数の上昇あるいは変化（座位にて）もしくは心臓に関する諸症状
  - 入院
  - かぜ/インフルエンザ
  - 職場や家庭での心理的ストレスまたはいらいら
  - その他（あなたが感じる何らかの体調の変化は重要です）
  - 何らかの理由で主治医に運動を中止するように指導された場合

（American College of Sports Medicine（2002）より引用改変）

3．ポリオ

　ポリオ（急性灰白髄炎）とは，ポリオウイルスに感染することで発症するウイルス感染症のことである．ポリオウイルスは特定の神経線維にそって感染を広げ，脊髄全角細胞（運動ニューロン）など特定の細胞を好んで感染を広げ，それらの細胞を破壊する．それによって骨格筋と上位中枢神経との連絡が絶たれることで運動麻痺が生ずる．中枢神経内のどの部位が感染するかで麻痺の症状は異なる．幼児期にポリオに感染し，その後症状がなく，数十年後に突然，手足の筋力低下，しびれ，痛みなどが発現して，日常生活に支障をきたすほどの症状を呈することがある．これをポストポリオ症候群という．

　ポリオ患者，とりわけポストポリオの患者に対する体力テストを実施する際には，1）痛みがある部位や最近減弱化が進行している部位の使用を避けるこ

表2 ポリオ患者とポストポリオ患者の運動プログラム

種目	目的	強度・頻度・時間	期間
有酸素性運動 ・上下肢同時運動用エルゴメータ ・腕エルゴメータ	心肺系の強化 ・罹患側の持久力強化と非罹患側の持久力維持 ・ADLの改善と歩行能力改善	・40〜70% $\dot{V}O_2max$ ・3日/週 ・20〜30分/回	不定
筋力強化 ・アイソトニック型 ・アイソメトリック型	・非罹患側の筋力強化と罹患側の筋力維持 ・ADLの改善と歩行能力改善	・10〜15回/セット ・1RMの67%で関節角20度移動の筋収縮を2〜3回（非罹患側のみ） ・3日/週	
柔軟性 ・受動的ストレッチング	・関節可動域の改善 ・関節拘縮予防	・罹患側（痛みがない程度），非罹患側（中等度）ともに実施 ・5〜7日/週	

(American College of Sports Medicine, 2003より作表)

と，2）複雑な動きを要する装置の使用を避けること，3）なるべく最大下の力発揮となる体力テストを用いること，4）多くの筋が動員できる運動形態を用いること，などが推奨されている（American College of Sports Medicine, 2003）．

ポリオ患者の運動プログラムは，日常生活動作の改善と歩行機能の向上が主目的となる．しかし，ポストポリオ症候が発症している患者と未発症の患者では，推奨される運動強度が異なるので注意を要する．具体的にはポストポリオ患者では，運動負荷が強すぎると運動ニューロンの死滅を早める危険性があるので特に注意が必要である．表2にポリオ患者に推奨される運動プログラムの例を示した．ポリオ患者の運動指導時に特に注意が要する点として以下があげられる．

・痙縮や肉眼で観察される単収縮（fasciculation，線維束性収縮）の発現は，運動時間が長いことを示すサインとなるので，それらが出現した際は休息時間を長くする．
・運動強度が強すぎると突発性疲労が進行しやすいので強度を下げる．
・うつ傾向の患者はモチベーションにかけ，やる気がみられないことがある．
・運動プログラム開始時には特に，休息時間を取る必要がある．
・3カ月から6カ月に一度，体力評価を実施することがのぞましい．

ポリオ患者の運動指導は，この疾患に関する専門知識がないと危険である．主治医など専門の医療従事者と密な連携をとっての運動指導が推奨される．

4．脊髄損傷

脊髄損傷とは，脊椎の損傷にともないその中心部に存在する脊髄に損傷がおよんだ状態である．損傷した脊髄は非回復性であり，機能回復の程度は損傷の程度にもよるが，損傷前の状態に戻ることはほとんどない．残存機能の状態は，損傷部位（高位）と損傷の程度で大きく異なる．国際的には，アメリカ脊髄損傷協会（American Spinal Injury Association）の基準に従って判定されることが多い．一般的には完全損傷の場合，損傷した脊髄節以下の運動麻痺と知覚麻痺，排尿・排便障害が起こる．残存運動機能は損傷髄節の高さ（高位）に応じて明瞭な差異が生じる．麻痺の程度は完全麻痺と不完全麻痺に大別される．脊髄損傷には随伴する各種合併症があるので，運動を行う際には対象者の合併症の状況を把握しておくことが望ましい．中でも褥瘡，体温調節障害，起立性低血圧，自律神経過反射などには注意を要する．

上肢機能が残存する脊髄損傷者では腕エルゴメータや車椅子用トレッドミルを用いた有酸素性作業能テストを行うことができる．あるいは，対麻痺者でも立位でエクササイズを行えるトレーニング装置を用いれば，ある程度の上肢筋力が残存する頚髄損傷の体力テストも可能である．しかし，それ以上の高位頚髄損傷者に適用可能な有酸素性作業能のテスト法は今のところ存在しない．

有酸素性作業能のトレーニングには，自転車エルゴメータ，免荷装置付のトレッドミル，車椅子エルゴメータ，腕エルゴメータなどを用いたトレーニング，アクアエクササイズなどがある．表3は，ACSMが示した脊髄損傷者用の運動プログラムの例である．ここにはいわゆる初級者と上級者のプログラム例が示されている．

5．脳性麻痺

脳性麻痺（cerebral palsy：CP）とは，「受胎から新生児期（生後4週以内）に生じる，脳の非進行性病変に基づく，永続的な，しかし変化しうる運動および姿勢の異常である」と定義される．そして「その症状は満2歳までに発現する．進行性疾患や，一過性の運動障害，または将来正常化するであろうと思われる

表3 アメリカスポーツ医学会が推奨する脊髄損傷者用の運動プログラム例

構成要素		開始時(最低レベル)	上級者(最高レベル)
柔軟性			
	方　法	静的あるいは動的ストレッチング，起立台	パートナーストレッチング，PNFストレッチング(コトラクト・リラックスなど)，起立台
	関節運動	肩甲骨内転，肩関節水平外転と伸展，肘関節伸展，股関節伸展，膝部伸展，足関節背屈	
	頻　度	毎日	毎日2回
	強　度	中等度	中等度
	時　間	30秒/ストレッチ，10分/セッション	30秒/ストレッチ，30分/セッション
筋　力			
	方　法	自動介助運動，ダンベル，リストウエイト，自体重抵抗，エラスティックバンド/チューブ	レジスタンスマシン，ダンベル，スミスマシン，メディシンボール，高速アイソキネティクス，プライオメトリクス
	筋　群	肩甲骨下制筋群，肘関節伸筋群，広背筋など(可能であればすべての同神経支配筋群をバランスをとりながら)	
	頻　度	2回/週	毎日
	強　度	15RM	1～10RM
	時　間	1セット×15繰り返し回数/エクササイズ×5エクササイズ	2～3セット×1～10繰り返し回数/エクササイズ×15エクササイズ
筋持久力			
	方　法	筋力の項目と同じ，アクアティックエクササイズ	筋力の項目と同じ，サーキットトレーニング，メディシンボール
	筋　群	筋力の項目と同じ	筋力の項目と同じ
	頻　度	2回/週	毎日
	強　度	中等度(RPE＝4/11)	最大(RPE＝10/11)
	時　間	5分/セッション	60分以上/セッション
有酸素系/心肺能力			
	方　法	ウォーキング，車椅子走行，座位/立位エアロビクス，腕/脚サイクリング，水泳，ボート漕ぎ	速歩/ジョギング/車椅子走行，腕/脚サイクリング，水泳，競走，ボート，スポーツ，インターバルトレーニング，ファルトレク，長距離走
	頻　度	2回/週	毎日1～2回
	強　度	中等度(RPE＝3/11)	中等度～非常に強度(RPE＝3～10/11)
	時　間	5分/セッション	60分以上/セッション
協調性/スキル			
	方　法	スキル特異的	スキル特異的
	頻　度	毎日	2回/日
	強　度	低強度(疲労を避ける)	低強度(疲労を避ける)
	時　間	20分/セッション	60分以上/セッション

(アメリカスポーツ医学会，2004)

運動発達遅延は除外する」とされている．脳性麻痺の原因は，胎生期の感染症，遺伝子病，周生期の胎児無酸素症，出生後の脳炎，髄膜炎，などさまざまである．またその病型は一般に，痙直型，アテトーゼ型，失調型，弛緩型，混合型，の5種に分類され，それぞれに特徴的な運動障害を呈する．

(1) 痙直型

痙攣型の麻痺(痙性麻痺)を主症状とする脳性麻痺である．痙性麻痺の分布により，単麻痺(片側上肢あるいは下肢)，対麻痺(両側下肢)，片麻痺(片側上下肢)，四肢麻痺(両側上下肢)などに分類される．成因は未熟児，仮死分娩，分娩外傷，頭部外傷，髄膜炎後遺症などである．主症状は，①伸展反射の亢進による陽性支持反射や折りたたみナイフ現象，②股関節内転筋群の痙縮による下肢交叉，内反尖足位，上肢屈曲位など筋の痙縮による肢位異常である．

(2) アテトーゼ型

筋緊張の変動や不随意運動を特徴とするタイプである．幼児期後半に定型的症状が出現し，麻痺の発現は四肢，特に上肢で著しく，体幹の坐位安定性も遅れる．成因は一般に仮死・黄疸による間脳障害とされる．

(3) 失調型

運動失調や筋緊張低下を特徴とするタイプである．成因は主として小脳障害である．小脳の障害部位によって症状は異なる．

(4) 弛緩型

筋緊張が異常に低く，そのため過関節可動性，共収縮不能などの症状が認められる．発達とともに，緊張性頚反射が次第に強くなり，通常アテトーゼ型・痙直型に発展していく．

抗重力位保持が困難なため，背臥位でいることが多く，上下肢は屈曲・外転・外旋位をとる，などの特徴がある．

(5) 混合型

上記各病型の症状が文字どおり混在するタイプを混合型と呼ぶ．最も一般的なのは痙直型にアテトーゼ症状が加わったパターンとされる．

上記のように，CPにはきわめて多様な症状があるため，単一のテスト法を適用することはできない．車椅子エルゴメータや腕エルゴメータは，歩行不能なCPに適用される．しかし，回転速度の増加とともに痙性やアテトーゼが増強する場合があり，その場合運動遂行が困難となる．上下肢同時駆動型のリカ

ンベント式エルゴメータ（例，NuStep®，Recumbent stepper）などが，そのようなタイプの脳性麻痺に有効とされる（American College of Sports Medicine, 2003）．歩行可能なCPではトレッドミルを用いたテストを適用することもある．

　脳性麻痺サッカーがパラリンピックの種目として存在することからも明らかなように，軽度の脳性麻痺では対麻痺などに比べて高度な運動技術の遂行も可能である．しかし，個々の症例には症状に大きなばらつきがあるため，個人の状態をよく見極めたうえでのエクササイズプログラムの選択が必要である．たとえば，歩行可能なCPではトレッドミル歩行も可能であるが，底屈筋の痙性によって足背屈が制限される場合には，速度の増加や傾斜の増加によって，つま先がベルトに引っかかる危険性も増大する．さまざまな個人の特性を本人，必要であれば家族，主治医などと連携をとって把握しておくことが望ましい．

■■ 文　献

American College of Sports Medicine（2002）ACSM's Resource for Clinical Exercise Physiology. Lippincott Williams & Wilkins.
American College of Sports Medicine（2003）ACSM's Exercise Management for Persons with Chronic Diseases and Disabilities, 2nd Ed. Human Kinetics.
アメリカスポーツ医学会編，坂本雅昭ほか監訳（2004）慢性疾患を有する人への運動指導テキスト－診断・治療からフィットネスまで－．ナップ．

[中澤公孝・中島みづき]

索 引

Ⅰa 求心性神経　28, 31
　——活動　31
　——線維　10
　——入力　10
Ⅰa 群線維　197
Ⅰb 感覚ニューロン　196
Ⅰb 群線維　197
1 RM（one repetition maximum）
　60, 63, 74, 75
1 回拍出量　46, 70
23 メッツ・時　80, 84, 85
2 型糖尿病　62
3-ヒドロキシ・アシル CoA 脱水素
　酵素活性　39

和文索引

[あ]

アイシング　95
悪性腫瘍　200
アストロサイト　49
アセチル CoA　37, 39, 194
圧受容器反射　47
圧迫法　203
アデノシン三リン酸　34
アデノシン二リン酸　34
アメリカスポーツ医学会　68, 178, 215
α 運動ニューロン　22, 24, 25, 26, 32, 44, 196

$\alpha-\gamma$ 連関　29
アルブミン　20
安全予知理論　162
アンフェタミン　18

意思決定　134, 136
意志力　156, 166, 167
位相反応特性　190, 191
遺伝子発現　53
インスリン感受性　63
インスリン抵抗性　74
インターバル　63, 69, 111
　——スタート　154
　——走　70
　——トレーニング　72
インターミッテント　146, 149
インピンジメント　93, 94

ウィップキック　94
ウエイトトレーニング　93, 130
ウォームアップ　86
烏口肩峰靱帯　93
運動器疼痛　105
運動機能障害　210, 211
運動強度　58, 62, 116, 120, 142, 170, 182, 192, 217
運動指針　80, 84
運動神経　116, 200, 207
　——細胞　22
運動単位　22, 24, 25, 26, 29, 31, 32, 76, 166

運動努力感　45
運動ニューロン　216, 217
運動麻痺　216, 218
運動野　22
運動誘発電位　10

エアロビックエクササイズ　58, 62
エネルギー基質　51
エネルギー供給機構　40, 185
エネルギー源　51, 53, 71, 112, 192
エネルギー消費量　72, 118, 119, 141, 176, 194
　　──の推定式　177
遠心性コピー　13
エンドルフィン　204, 207

オーバートレーニング　62, 64, 65, 98, 100, 168
オーバーペース　159
オーバーリーチング　64, 65
　機能性──　64
　非機能性──　64
オーバーロードの原則　68, 215
温熱作用　208, 209
　非──　208

[か]

外的脱同調　190
回転速度　90
解糖系　36, 139, 148, 152
　　──エネルギー供給機構　153

概日リズム　186
回復期間　87, 88
核鎖線維　28
核袋線維　28
火事場の馬鹿力　25
片麻痺　215, 220
活性酸素　37, 56, 57
滑走速度　154
過負荷の原則　68
カリウム　53, 55
　　──イオン　45
カルシウム　54, 56
加齢　96, 98, 107, 173, 175
感覚運動野　13
感覚受容器　30, 198
感覚神経障害　14
感覚フィードバック　30
換気性作業閾値　60, 61
間欠的運動　182
関節可動域　196, 199
関節疾患　106
関節受容器　30
関節唇損傷　88
関節痛　88
冠動脈疾患　62, 105, 213
γ運動ニューロン　28
還流　200, 203

起始部　201
拮抗筋　29, 197, 198
機能的磁気共鳴画像法　13

索　引

機能的予備力　108, 109
脚筋力　174
客観的強度　58
休憩時間　114, 115, 138
求心性感覚情報　14
求心性神経　168
求心性フィードバック　163
急性高山病　177
急速眼球運動　186
急速減量　141, 150, 151
休息時間　76, 77, 123, 182
強縮　8
棘上筋腱　93
棘突起　92
起立性低血圧　218
期分け　78
筋活動　146
筋緊張　204, 207, 209, 214, 220
筋グリコーゲン　38, 54, 71, 113, 192, 193, 194
　——の分解　182
　——量　112, 167
筋痙攣　32, 116
筋原線維　54
筋拘縮　204
筋持久力　63, 75, 77, 79, 116, 138
筋収縮　53, 55, 56
筋受容器　8
筋小胞体　54, 56
筋線維組成　23
緊張性頸反射　220

緊張性振動反射　31
筋電図　27
筋内脂肪　34
筋肉痛　173, 179, 180
筋パワー　77, 78, 146, 148, 156
筋肥大　63, 74, 75, 76, 77, 79, 98
筋紡錘　14, 28, 32, 117, 196
筋ポンプ作用　204
筋モーメント　128
筋力向上　75, 76, 77
筋力トレーニング　215

クイックリフト　78
クールダウン　89, 90, 208
屈曲モーメント　127
くも膜下出血　215
グリア細胞　49
グリコーゲン　34, 40, 51, 147
　——の枯渇　3
　——ローディング　3, 194
グリセミックインデックス　194
グルコース　34, 37, 49
車椅子バスケットボール　213
クレアチンリン酸　40, 55, 56, 72, 149, 182
クロスカントリースキー　152, 153

軽擦法　201
頸髄損傷　218
痙性麻痺　220
経頭蓋磁気刺激　10, 18

血液-脳関門　49
血中乳酸濃度　60, 86, 102, 111, 114, 115, 118, 122, 139, 147, 152, 153, 157, 167
血糖　49
限界努力　144
肩関節　93, 94
健康寿命　106
健康情報　50, 57
健康スポーツ　181
健康増進　76, 77, 80
　――法　80
健康長寿　108
健康日本21　106
腱紡錘　117

交感神経　204
　副――　188
後期高齢者　106
高強度インターバルトレーニング　122, 123
高強度運動　38, 52, 56, 62, 63, 152
高強度間欠的トレーニング　184, 185
高強度トレーニング　69, 149
高血圧　62, 104, 215
抗酸化システム　37
抗酸化ビタミン　37
高周波治療　208
酵素活性　208
叩打法　202
高糖質食　192

行動体力　170
行動適応　172, 176, 177, 178
興奮性入力　32
コーディネーション　128
股関節　89, 93, 95
骨格筋　22, 34
骨密度　74
こむらがえり　32
固有受容器　28, 31
ゴルジ腱器官　31, 32, 196, 197
コンディショニング　150, 151
コンティニュアス　69, 70, 72

[さ]

最高心拍数　58, 69, 111, 116, 119, 152, 176
座位行動　104, 105
サイズの原理　25, 26
最大挙上回数　74
最大筋力発揮　16, 18, 25
　随意的――　17
最大酸素摂取量　20, 42, 58, 59, 62, 68, 111, 119, 147, 155, 156, 182, 183, 184, 192
最大随意筋収縮　8
最大有酸素性パワー　19
サイトカイン　207
サッカーゲーム分析　125
サルコペニア　107, 108
　――の簡易判定法　108
酸化系　152, 153

索　引

酸化能力　71
産業革命　2
酸素借　41, 42, 43, 182, 184
　　最大——　43
酸素需要量　41, 42
酸素消費量　68, 81
酸素摂取量　41, 42, 43, 58
酸素利用能　70

視覚障害　210
持久性トレーニング　38, 72
持久的走能力　132
シグナル因子　53
時差ぼけ　189, 190, 191
　　社会的——　189
脂質異常症　62
脂質代謝　147
自然時計　190, 191
膝関節　155
　　——伸展動作　127
　　——痛　172, 178
　　——内側側副靱帯　94
自発的休憩　145
脂肪細胞　34
脂肪組織　34, 72
死亡リスク　62, 105
週間練習時間　88
自由神経終末　30
柔軟性　197, 214
　　筋——　199
揉捏法　201, 202

重量挙げ　16
主観的運動強度　12, 13, 19, 58, 61, 143, 163, 168, 176
主観的疲労感　112
循環反応　45
生涯スポーツ　92, 181
滋養強壮　194
小脳　31
消費エネルギー量　81, 83
静脈還流量　46
食事指導　100
食事制限　100
食事摂取制限　141
除脂肪量　146, 157
暑熱環境　46, 151
徐波睡眠　186, 187, 188
自律神経過反射　218
自律神経系　188
神経筋接合部　18
神経細胞　22
神経伝達速度　208
神経伝達物質　32
神経伝導路　18
振戦法　203
身体活動　40, 80, 81, 82, 83, 84, 104, 108
　　——基準　80, 84
　　——不足　104
　　——量　83, 85, 104, 110, 113, 213
　　高強度——　105
　　低強度——　105

226

身体機能低下　105
身体的ストレス　135
身体負荷　134, 142, 144
身体不活動　104
伸張性収縮　172
伸張反射　29, 30, 31, 196, 197, 198, 199
伸展モーメント　127, 128
心拍出量　45, 47, 48, 70
心理的限界　3, 16, 167, 168
心理的ストレス　116, 134

随意収縮　18
水泳肩　93, 94
錘内筋　14
錘内線維　28
水分摂取制限　141
水分調節機能　101
水分補給　176, 195
睡眠　186
　──位相　190
　──-覚醒リズム　186, 187, 188
　──恒常性機構　186, 187, 191
　──誘発ホルモン　190
スーパーオキシド　37
ストレッチング　89, 90, 95, 196, 197, 199
　スタティック──　197, 199
　ダイナミック──　198, 199
　徒手抵抗──　197, 199
　バリスティック──　198

ストローク動作　93, 120
スプリットルーティン法　78
スプリント走　126
スプリント反復トレーニング　123

生活活動　80, 82
生活機能低下　80, 84
生活習慣病　80, 84, 104, 106, 211, 212
生活の質　104
精神障害　4
精神的緊張　116
精神的限界　167
精神的ストレス　116
精神的負荷　134
生体リズム　189, 190
成長ホルモン　76, 188
生理的限界　3, 16, 167, 168
脊髄運動ニューロン　8, 9, 10, 13
脊髄後根神経節　28
脊髄損傷　218, 219
積極的休養　102
セロトニン　20
　──仮説　20
全か無かの法則　24
先行覚醒時間　186
戦術的心理　134
戦術的ストレス　134
戦術的負荷　134, 135
全身持久性能力　68, 69, 72
全身持久力　116, 146
漸増負荷試験　152

索 引

セントラルコマンド　44, 45

走行距離　126, 127, 132
走効率　70
相反神経支配　196, 198
相反抑制　29
足関節背屈動作　96, 97
速筋線維　22, 23, 76
損傷電流　206, 207

[た]

ダイアゴナル走法　154
第一次運動野　8, 10
体温調節　48, 187, 218
体幹　87, 89, 92, 95, 138, 178, 220
体脂肪率　72, 192
代謝性心血管系疾患　63
代謝性反射　163
体重階級制　140, 146
耐糖能異常　213
体内時計　190
大脳　163, 166, 167
　――基底核　31
　――皮質　16
タイプⅠ線維　23
タイプⅡa線維　23
タイプⅡb線維　23
対麻痺　221
タイムトライアル　162
体力指標　132
打撃動作　89, 90

脱水　101, 151, 195
脱補充　166
ダブルポーリング走法　154, 155
短距離走　52, 156, 188
短時間運動　145
単収縮　8, 24, 26, 217
　――力　9, 11
炭水化物　101, 112, 192
タンパク質　101, 113

知覚受容器　200
知覚麻痺　218
力-速度関係　77
遅筋線維　23, 24, 76, 96
知的障害　210
肘関節屈曲動作　96, 97
中強度運動　62
中強度トレーニング　70, 71
中枢神経機能　163
中枢神経系　16, 19, 168
中枢制御理論　162, 163
肘痛　88
超音波　208
超回復　100, 171
長期的減量計画　151
長距離走　71, 72, 156
超高齢社会　106
超最大強度　42
長時間運動　46, 56, 192, 195
長時間労働　4, 170
鎮痛作用　204

椎間関節　92
使いすぎ　94, 95
　　――障害　6
　　――症候群　92

低栄養　101
低強度トレーニング　71, 72
低血糖　195
停止部　201
低体温症　172, 176, 177, 195
低糖質食　192
低ナトリウム血症　195
テストステロン　76
鉄欠乏性貧血　194
電気刺激　8, 9, 16, 26
　　――治療機器　204, 205
電子伝達系　36, 37
転倒・骨折　106
転倒リスク　214

糖　53
動員　24, 25, 32, 40, 76
投球障害　89
投球動作　86, 87, 88, 89
動作依存モーメント　127, 128
等尺性筋活動　96
等尺性収縮　31
糖尿病　105
糖分解　52
動脈圧反射　47, 48
動脈血酸素飽和度　167

動脈血 CO_2 濃度　48
ドーパミン　214
ドーピング　194
登山　170, 172, 174, 178, 179, 181
　　――経験　175
　　――事故　173, 180
　　夏山――　175
突然死　178
トリグリセリド　34
トリプトファン　21
努力感　12, 13
トレーニング効果　57, 85, 98, 100
トレッキング　179

[な]

内側側副靭帯損傷　88
内的脱同調　190
ナトリウム　55, 195

二次的障害　212
日常生活動作　217
乳酸　40, 45, 49, 50, 53, 111, 122, 182, 207
　　――カーブテスト　60
　　――産生量　54
　　――閾値　120
　　――性作業閾値　3, 18, 60, 61, 68, 146
認知機能　62, 105, 189, 214
認知行動療法　189
認知症　62, 106

寝たきり 104
熱中症 172, 176, 177, 195

脳エネルギー代謝 48
脳グリコーゲン 49
脳血管疾患 62, 106
脳血管障害 215
脳血流量 48, 49
脳梗塞 215
脳出血 215
脳神経系 176
脳性麻痺 218, 220, 221
 ──サッカー 221
脳卒中 62, 216
ノンレム睡眠 186, 187

[は]

パーキンソン病 214, 215
ハイエルボー 94
バイオプシー法 40
ハイデルベルグ・ガイドライン 104
パチニ小体 30
白血球 57
バットスピード 90
波動型 79
パフォーマンス 62, 64, 65, 72, 98, 99, 127, 138, 141, 153, 154, 155, 158, 186, 187, 189, 199, 210, 211
パラリンピック 210, 211, 221
バランス能力 172, 173, 214

バリスティックトレーニング 78
パルミチン酸 38
パワー発揮 110
ハンドパドル 94
反復練習 144

光療法 189
非感染性疾患 104
ビタミンB_1 194
ビタミンC 195
非タンパク質呼吸商 38
ヒドロキシラジカル 37
非乳酸性エネルギー供給機構 118
非乳酸性機構 86, 89
皮膚血流量 46, 47, 48
肥満 105, 212
平泳ぎ膝 94
ピリオダイゼーション 78, 79
 戦術的── 134, 135
ピルビン酸 37, 52, 194
疲労
 ──回復 188, 196, 199, 200, 204, 208
 ──感 12, 98, 106, 107, 189
 ──軽減 101
 ──軽減メカニズム 26
 ──研究 2
 ──骨折 65, 98
 ──困憊 19, 20, 42, 43, 120, 145, 149, 166, 182, 184, 192
 ──耐性 96

――度　125
――物質　196, 199
安静時――　50
運動――　56
筋――　22, 26, 127, 128
身体的――　133
精神――　188
中枢性――　8, 9, 12, 18, 25, 48, 49
突発性――　217
肉体――　135, 188, 194
末梢性――　8, 12, 18, 25
貧血　194, 195
敏捷性　146, 172

不安感　116
不安神経症　62
フェリチン　194
物理的刺激　55
不眠症　189
フレイル　101, 107, 108
分岐鎖アミノ酸　20

平均寿命　106
ペース調整能力　162
ペース配分　158, 159, 160, 162, 163
ペースメーカー　164
ベッドレスト　212
変動係数　164, 165

防衛体力　170, 178
放熱作用　46, 48

歩行障害　214
歩行能力　214
ホットハンド現象　168
ホットレッグ現象　168
ホメオスタシス　163
ポリオ　216, 217, 218

[ま]

マイクロカレント療法　206
マッサージ　200, 202
末梢血管抵抗　47
末梢収縮特性　96
末梢性化学受容器反射　48
マラソン　54, 162, 163, 179, 192, 195
　視覚障害者――　210

ミトコンドリア　36, 37, 51, 52, 53
ミドルパワー系　156

無機リン酸　34, 55
無酸素性運動　43, 51, 52, 72
無酸素性エネルギー供給機構　40, 42
無酸素性エネルギー供給系　41, 43
無酸素性エネルギー供給量　43, 184
無酸素性作業閾値　60
無酸素性作業能力　146
無酸素性代謝　60

メタボリックシンドローム　63
メッツ　58, 81, 178

231

──・時 83
──値 82
メラトニン 190, 191
メンタルプレッシャー 116
メンタルヘルス 104

毛細血管 49, 53
モーターユニット 22
揉み返し 200

[や]
有酸素性運動 42, 43, 52, 71, 72, 102, 170, 180, 214
有酸素性エネルギー供給機構 40, 42, 71, 118, 182, 183
有酸素性エネルギー供給系 41, 43
有酸素性エネルギー供給量 43
有酸素性作業能力 111, 146, 149
有酸素性代謝 24
有酸素性トレーニング 68, 69, 74, 184
有酸素性能力 73
有酸素性パワー 158
遊離脂肪酸 19, 34, 39

要介護 107
腰椎障害 89
腰椎椎間板ヘルニア 92
腰椎分離症 90, 92
腰痛 90, 92, 172
抑うつ 62, 105

[ら・わ]
ライフコースアプローチ 109
ラストスパート 161, 166, 169
ラリー 110, 114
──時間 110, 114, 118
ランニング 125, 178
──の経済性 162
高強度── 126, 127

リカバリー 91, 112
──トレーニング 71
離断性骨軟骨炎 88
リン酸 55, 56

ルフィニ小体 30

レースペース 154, 159, 160
レート・コーディング 24
レジスタンスエクササイズ 63
レジスタンストレーニング 65, 68, 74, 76, 77, 102
レム睡眠 186, 187

労働 171
──基準法 4
老廃物 51, 200
ローイングエルゴメータ 156
ローイング動作 159

ワーク/レスト比 111, 113

欧文索引

ACSM　68, 218
adapted sports　210, 213
ADP　34, 36, 55
AT（anaerobic threshold）　60
ATP　34, 36, 51, 52, 54, 55, 56, 182, 207
　　──-CP系　138, 148, 149
　　──再合成過程　36
bag1線維　28
bag2線維　28
BCAA　20, 21
Borg　4, 12, 58, 60
CGM（central governor model）　162, 163
CMEP　10
CNS（central nervous system）　166
CP（cerebral palsy）　218, 220, 221
CPK　87
cumulative trauma disorder　5
CVA（cerebrovascular accident）　215
DALEEDS（disability-associated low energy expenditure deconditioning syndrome）　212
de-recruitment　166
Edwards　1, 124
EMS（electrical muscle stimulation）　207, 208
Enoka　1, 8, 29, 30

EPOC（excess post-exercise oxygen consumption）　182, 183, 184
Fatigue　1, 8
FFA　34
FFユニット　26
fMRI　13
Frailty　101, 107
FRユニット　26
FT線維　24
functional overreaching　64
GI値　194
GPS　132
Harvard Business School　3
high-intensity intermittent　149
HIIT（high intensity interval training）　123
HITトレーニング　73
HRmax（maximal heart rate）　58, 63, 69
H反射　10, 32
inactivity　104
Intensity　124, 126
intermittent　146
Joyner　1
LSD（long slow distance）　69, 70, 71
LT（lactate threshold）　3, 60, 68, 71, 72, 73
MENS（microcurrent electrical neuromuscular stimulation）　206, 207, 208

索　引

METs　58, 63, 81
MITトレーニング　73
Mosso　2
muscle wisdom　3, 26, 31
MVC(maximal voluntary contraction)　8, 9, 11, 12, 13, 14
NCD　104
NILS-LSA　108
nonfunctional overreaching　64
notation analysis　125
OBLA(onset of blood lactate accumulation)　60, 147
overreaching　64
overtraining　64
oxygen deficit　41
QOL(quality of life)　62, 104
reafference　14
REM(rapid eye movement)　186
RM(repetition maximum)　74
RPE(rating of perceived exertion)　4, 58, 60, 139, 143, 163, 168
RSA(repeated sprint ability)　72, 73
RST(repeated sprint training)　123
SaO_2　167
sedentary behavior　104
sense of effort　12
size principle　3
SJFT(Special Judo Fitness Test)　149, 150
SOD　37
TABATAプロトコル　123

TCAサイクル　35, 36, 37
TENS(transcutaneous electrical nerve stimulation)　204
tetanus　8
Textbook of Work Physiology　3
TMS(transcranial magnetic stimulation)　10
twitch　8
undulating　79
$\dot{V}O_2$max(maximal oxygen uptake)　58, 68, 69, 70, 71, 72, 73, 83, 156, 161
VT(ventilatory threshold)　60
Work Physiology　3
Yo-Yo intermittent recovery test　127

2018年 2月10日　第1版第1刷発行

疲労と身体運動
定価（本体2,400円＋税）　　　　　　　　　　　　　　　　　　検印省略

　　　　　　　編　著　　宮下　充正
　　　　　　　発行者　　太田　康平
　　　　　　　発行所　　株式会社　杏林書院
　　　　　　　　　　　　〒113-0034　東京都文京区湯島4-2-1
　　　　　　　　　　　　Tel　03-3811-4887（代）
　　　　　　　　　　　　Fax　03-3811-9148
© M.Miyashita　　　　　　　　　　　http://www.kyorin-shoin.co.jp

ISBN 978-4-7644-1187-6　C3047　　　　三報社印刷／川島製本所
Printed in Japan
乱丁・落丁の場合はお取り替えいたします．

・本書の複製権・翻訳権・上映権・譲渡権・公衆送信権（送信可能化権を含む）は株式会社杏林書院が保有します．
・JCOPY ＜（一社）出版者著作権管理機構　委託出版物＞
　本書の無断複製は著作権法上での例外を除き禁じられています．複製される場合は，そのつど事前に，（一社）出版者著作権管理機構（電話 03-3513-6969，FAX 03-3513-6979，e-mail：info@jcopy.or.jp）の許諾を得てください．